巧用脐疗

主 编 梁玉磊 祝 婕

全国百佳图书出版单位
中国中医药出版社
·北 京·

图书在版编目（CIP）数据

巧用脐疗 / 梁玉磊，祝婕主编 . -- 北京：中国中医药
出版社，2024.5（2024.12重印）
ISBN 978-7-5132-7657-3

Ⅰ . ①巧… Ⅱ . ①梁… ②祝… Ⅲ . ①虚劳—脐—中
药外敷疗法 Ⅳ . ① R244.9

中国版本图书馆 CIP 数据核字 (2022) 第 100754 号

中国中医药出版社出版

北京经济技术开发区科创十三街 31 号院二区 8 号楼
邮政编码　100176
传真　010-64405721
北京盛通印刷股份有限公司印刷
各地新华书店经销

开本 710×1000　1/16　印张 12　字数 176 千字
2024 年 5 月第 1 版　　2024 年 12 月第 2 次印刷
书号　ISBN 978 - 7 - 5132 - 7657 - 3

定价　48.00 元
网址　www.cptcm.com

服 务 热 线　010-64405510
购 书 热 线　010-89535836
维 权 打 假　010-64405753

微信服务号　zgzyycbs
微商城网址　https://kdt.im/LIdUGr
官 方 微 博　http://e.weibo.com/cptcm
天猫旗舰店网址　https://zgzyycbs.tmall.com

如有印装质量问题请与本社出版部联系（010-64405510）

《巧用脐疗》编委会

前　言

　　脐疗是一种具有中医学特色的既古老而又新兴的外治疗法。脐疗最早可追溯到殷商时期,后经汉、晋、南北朝及隋唐时期的初步发展,金元至明清时期形成较为成熟的理论体系。到了近现代,脐疗受到中医学界和百姓的高度关注,其发展得到空前推动。

　　脐疗具有简、便、廉、验、捷等特点,通过疏通十二经脉、奇经八脉的经气,调整人体五脏六腑的功能、振奋精气神,对部分疾病具有独特的疗效。本书辑录脐疗所治内科、妇科、儿科、男科、皮肤科、骨伤科、肿瘤科、五官科及其他病证150余种,每个病证均以国内外公开发行的期刊所载临床病案验证。

　　本书分上、中、下三篇,上篇重点介绍脐疗常用方法及注意事项,中篇重点介绍脐疗治疗各科疾病的良方妙法,下篇重点介绍四季灸疗养生方法。全书内容丰富、资料翔实,是广大基层医务工作者及家庭保健的理想读物,亦可供医学院校师生和中西医结合人员参阅。

　　本书所涉及论文题目、数据等均源自期刊文献,为保持客观性和检索一致性，除修改个别明显差错外，不进行加工处理。由于理论水平及临床经验有限，书中难免存在诸多不足，敬请学界前辈、同道及广大读者朋友提出宝贵意见，以便修订再版时参考。

《巧用脐疗》编委会
2024 年 1 月

目 录

上篇

总　论

第一章
脐疗概述

一、脐疗的理论基础

脐疗是一种中医外治法，是将药物做成合适的剂型（糊、散、丸、膏等）敷在脐部，或在脐部给予某些物理刺激（如隔盐灸、隔姜灸、隔葱灸、隔附灸、药饼灸、拔罐、推拿等）以防治疾病的方法，具有疏经通络、行气活血、调和阴阳的功能。

脐，即肚脐，神阙穴。《会元针灸学》："神阙者，神之所舍其中也。上则天部，下则地部，中为人部。两旁有气穴、肓俞。上有水分、下脘，下有胞门、横户，脐居正中，如门之阙，神通先天。父母相交而成胎时，先生脐带形如荷茎，系于母之命门。天一生水而生肾，状如未敷莲花，顺五行以相生。赖母气以相转，十月胎满，则神注于脐中成人，故名神阙。"《针灸穴名解》曰："脐为先天之结蒂，又为后天之气舍，此间元气尚存。在内景接近大小二肠，大肠为传导之官，变化出焉；小肠为受盛之官，化物出焉，两肠俱关于化，即大而化之之谓神也。"神者，变化之极，"阙"为中门，以示显贵，神阙乃神气之穴，保生之根，为人体动力之源。

《医学源始》曰："人之始生，生于脐与命门，故为十二经脉始生，五脏六腑之形成故也。"神阙穴为任脉要穴，居于人体正中，与督脉相表里，连十二经脉、五脏六腑、四肢百骸，能通达百脉，故神阙可谓一穴而系全身，故有"脐通百脉"之说。明代《遵生八笺》在论及气功时有"气气归脐"之说。因此，脐可治百病，补虚泻实，调阴阳，补人体正气，调节脏腑，通达气机，临床上广泛应用于元阳不足、脏腑虚损的各种相关疾病。

历代医家对脐疗有很多论述并将其广泛用于治疗内、妇、外、儿科多种疾患。《肘后备急方》记载："灸脐中，百壮也。""若烦闷凑满者……以盐纳脐中上，灸二七壮。"《扁鹊心书》记载："肠癖下血，久不止，此饮食冷物损大肠气也，灸神阙穴三百壮。一虚劳人及老人与病后大便不通，难服利药，灸神阙一百壮自通。"《类经图翼》记载："神阙之灸，须填细盐，然后灸之，以多为良。若灸之三五百壮，不惟愈疾，亦且延年。"《类证普济本草方》中治结胸："用津唾和成膏，填入脐心，以艾灸其上。"《医学入门》记载用艾熏脐防病："凡一年四季各熏一次，元气坚固，百病不生。"《针灸大成》记载："置脐上，将前药末以二钱放于脐内，用槐皮剪钱，放于药上，以艾灸之，每岁一壮……诸邪不侵，百病不入，长生耐老，脾胃强壮。"

二、脐疗的作用

脐疗可通过腧穴和药物的双重作用，促使气血阴阳平衡、经络脏腑功能正常，其主要功效归纳如下。

1. 刺激穴位，疏通经络

神阙穴是任脉上的重要经穴。任脉为"阴脉之海"，统领手、足三阴经，并与督、冲二脉同起于少腹。此外，足阳明胃经夹脐，足太阴之筋结于脐，足少阴经与冲脉夹脐上行，足厥阴肝经上行入脐中，手太阴之筋下系于脐，故神阙穴联系全身经脉。脐疗可通过刺激神阙穴以健脾和胃、调理冲任、通经活络、益气固脱、强壮保健，从而起到防治全身疾病的作用。

2. 借助药物，发挥药效

脐是胚胎发育过程中的腹壁最后闭合点，表皮角质层最薄，屏障功能最弱，深部与腹壁上下静脉相连，腹下动脉分支也通过脐部，因而药物较易透过脐部皮肤，迅速弥散入血而通至全身。脐疗多选取辛温香燥、性走窜之药，此类药物具有"通经走络，开窍透骨"的特点，可以达到产生强烈刺激的目的。脐疗使药物通过经络传导直至脏腑组织，达到预防疾病、治疗疾病的作用。

3. 抗邪于外，防病传变

疾病的发生、发展及转归的过程就是正气与邪气相互斗争的过程，正气与邪气斗争的胜负，决定机体发病与不发病。在一般情况下，人体正气旺盛足以抗御邪气的侵袭，即使受到邪气的侵犯，也能及时消除其损害，所以不会发生疾病。在机体健康无病，疾病即将发生之前，疾病轻浅之时或疾病刚愈之际，应用各种方法作用于脐部以激发人体正气，调整脏腑气机，平衡机体阴阳，可防病于未然或避邪入里。

脐疗具有调理先后天之气进而协调五脏六腑功能的特殊作用，现代研究发现，脐疗可调节机体神经 – 内分泌 – 免疫系统功能而达到治疗疾病的目的。我们通过实验研究也发现灸脐可有效提高长期疲劳大鼠血清免疫球蛋白（IgA、IgG、IgM）含量，降低酸性磷酸酶（ACP）含量，增强机体免疫能力，同时可降低长期力竭大鼠血清中的丙二醛（MDA）、尿素氮（BUN）含量及天门冬氨酸转氨酶（AST）、丙氨酸转氨酶（ALT）和乳酸脱氢酶（LDH）活性，通过调节肌肉节点能量代谢，改善疲劳症状，并且可通过调节长期力竭大鼠海马区神经递质 5- 羟色胺（5-HT）和丙二醛（MDA）含量，升高神经递质多巴胺（DA）、去甲肾上腺素（NE）含量和超氧化物歧化酶（SOD）、谷胱甘肽过氧化物酶（GSH-Px）、总抗氧化能力（T-AOC）活性，通过促进神经细胞的功能恢复，提高机体活力。

第二章
脐疗的常用方法

脐疗法流传至今，已有两千多年的历史，古今脐疗所采用的操作方法颇多、名称各异、分类不一。现将临床较为常用的敷脐法、灸脐法、熨脐法、拔罐脐部法和按摩脐部法进行介绍，供读者自学自用。

一、敷脐法

敷脐法是将药物制成一定剂型（如细末、散、膏、糊、饼等）外敷于脐部的方法，是脐疗最常用的方法，又称为贴脐疗法，临床常用有药膏敷脐法、涂脐法、掺脐法等。

1. 药膏敷脐法 将药物研末或捣碎，以水、醋、姜汁、葱汁或蜂蜜等调成适宜剂型，敷于或填于脐部，或外以辅料固定的一种方法。《医学入门》记载接命丹"可养丹田，助两肾，添精补髓，返老还童，却病延年。取大附子一枚（重二两二钱，切作薄片，夏布包定），以甘草、甘遂各二两（捶碎），用烧酒二斤共浸半日，文武火煮，酒干为度，取起附子、草、遂不用，加麝香三分，捶千余下，分作二丸，阴干。纳一丸于脐中，七日一换。一丸放黑铅盒内养之。"《万病回春·卷七》记载："治小儿水泻不止，五倍子为细末，陈醋调稀，熬成膏，贴脐上即止。"

2. 涂脐法 将药汁直接涂于脐部，或者将药末调成糊状，或新鲜植物药物或虫类药物捣烂，涂于脐部或脐周围的一种方法。《寿世保元·卷五》记载："一人大小便闭，数日不通，用商陆捣烂，敷脐上，立通。"

3. 掺脐法 将药末直接掺布于脐部的一种方法，主要用于治疗脐部有渗出性液体者。《万病回春·卷七》记载："枯矾散，治小儿因剪脐外伤于风邪，以致脐疮不干。"

二、灸脐法

灸脐法是在脐部运用艾灸，利用药物及热力作用刺激神阙穴以防治疾病的一种方法，临床常用有隔物灸脐法、悬起灸脐法和温灸器灸脐法等。

1. 隔物灸脐法 是指用药物或其他材料将艾炷与脐部的皮肤隔开，进行施灸的方法，又称间接灸脐法。艾炷是由纯净的艾绒放在平板上，用手搓捏而成，一般约为底部直径 1cm、高 1cm 的圆锥形艾炷，也可将市场常见艾条截成长度 1cm 的艾炷使用，1 个艾炷称为 1 壮。所用间隔药物或其他材料因病证而异。

（1）隔姜灸脐法：用鲜姜切成直径 2～3cm、厚 0.2～0.3cm 的薄片，中间以针刺数孔，然后将姜片置于脐部，再将艾炷放在姜片上点燃施灸。当艾炷燃尽，再易炷施灸。灸完所规定的壮数，以使皮肤红润而不起疱为度。本法常用于因寒而致的腹痛及风寒痹痛等，有散寒止痛的作用。

（2）隔蒜灸脐法：鲜大蒜头切成厚 0.2～0.3cm 的薄片，中间以针刺数孔（捣蒜如泥亦可），置于脐部，然后将艾炷放在蒜片上，点燃施灸。待艾炷燃尽，易炷再灸，直至灸完规定的壮数。此法多用于治疗初起的肿疡、便秘等，有清热解毒等作用。

（3）隔盐灸脐法：用干燥的食盐填敷于脐部，或于盐上再置一薄姜片，上置大艾炷施灸。本法多用于治疗伤寒阴证或吐泻并作、中风脱证等。有回阳、救逆、固脱之力，但须连续施灸，不拘壮数，以期脉起、肢温，症状改善。

（4）隔附子饼灸脐法：将附子研成粉末，用酒调和做成直径约 3cm、厚约 0.8cm 的附子饼，中间以针刺数孔，放在脐部，上面再放艾炷施灸，直至灸完所规定壮数。本法多用于治疗命门火衰而致的阳痿、早泄或疮疡久溃不敛等阳虚诸症，有温补肾阳等作用。

（5）隔巴豆饼灸脐法：将巴豆肉捣为饼，填脐中，上面再放艾炷施灸，直至灸完所规定壮数。本法多用于腹中有积、大便闭结等症。

（6）隔碗灸脐法：先在脐周涂抹一层生棕榈油或凡士林，再将碗口直径为 5～6cm 的瓷碗扣在脐上，艾炷置于碗底部，点燃施灸，一般灸 3～5 壮。本法多用于治疗儿科病证。

2. 悬起灸脐法 是将艾条的一端点燃，悬于脐部一定高度之上，使热力较为温和地作用于神阙穴的一种治疗方法。根据实际操作方法不同，分为温和灸脐法、雀啄灸脐法和回旋灸脐法。

（1）温和灸脐法：施灸时，将灸条的一端点燃，对准脐部，距皮肤 2～3cm，使患者局部有温热感而无灼痛为宜，一般灸 5～10 分钟，以皮肤出现红晕为度。对于昏厥、局部知觉迟钝的患者，操作者可将中、食二指置于脐部皮肤两侧，这样可以通过操作者手指的感觉来测知患者局部的受热程度，以便随时调节施灸的距离和防止烫伤皮肤。

（2）雀啄灸脐法：施灸时，将艾条点燃的一端与脐部皮肤并不固定在一定距离，而是如鸟雀啄食一样，一上一下地施灸，以皮肤出现红晕为度。

（3）回旋灸脐法：施灸时，艾条点燃的一端与脐部皮肤虽然保持一定的距离，但不固定，而是向左右方向移动或反复旋转地施灸，以皮肤出现红晕为度。

以上诸法适用于多种病证，但温和灸多用于灸治慢性病，雀啄灸、回旋灸多用于灸治急性病。

3. 温灸器灸脐法 温灸器又名灸疗器，是一种专门用于施灸的器具，用温灸器施灸脐部的方法称温灸器灸脐法。临床常用的有温灸盒和温灸筒。施灸时，将艾绒或加掺药物，装入温灸器的小筒，点燃后，将温灸器的盖扣好，即可置于脐部进行熨灸，直到所灸部位的皮肤红润为度。本法有调和气血、温中散寒的作用，一般需要灸治者均可采用，对小儿、妇女及畏惧灸治者最为适宜。

三、熨脐法

熨脐法是将盐、葱、韭菜根、豆豉、麦麸或艾绒等药物炒热，直接或用布绢包后在脐部温熨，或用药末作饼加热后敷于脐部，或者用熨斗温熨脐部的一种治疗方法。临床常用有盐熨脐法、灸熨脐法、葱熨脐法、韭菜根熨脐法等。

1. 盐熨脐法 将适量干燥的食盐炒热，用布包裹好，或将适量干燥的食盐用布包裹好，微波炉加热后，在脐部温熨的一种方法。

2. 灸熨脐法 将艾绒平铺于脐部，再盖几层棉布，用熨斗在上面温熨的一种方法。

3. 葱熨脐法 取鲜葱适量，捣烂，用布包裹好，微波炉加热后，放于脐部，也可将葱和药物混合后温熨的一种方法。

4. 韭菜根熨脐法 将韭菜根用醋炒热，再用布包裹好，在脐部温熨的一种方法。

四、拔罐脐部法

拔罐脐部法是在脐部拔火罐的方法，罐内负压使局部皮肤充血、淤血，产生良性刺激，以达到防治疾病的目的。临床常用闪火法、水罐法和抽气管法，具有疏通经络、调和气血、祛病除邪的作用。

1. 闪火法 用长纸条或用镊子夹酒精棉球一个，用火将纸条或酒精棉球点燃后，使火在罐内绕 1～3 圈后，将火退出，迅速将罐扣在脐部，即可吸附在皮肤上。此法在罐内无火，比较安全，是最常用的拔罐方法。但需注意切勿将罐口烧热，以免烫伤皮肤。

2. 水罐法 通过蒸汽、水煮等方法加热罐内空气，利用罐内空气冷却时形成的负压，使罐吸附在皮肤上的方法。此法多选用竹罐，将罐放在水中煮沸 2 分钟左右，然后用镊子将罐口朝下夹出，迅速用折叠干毛巾捂紧罐口，以吸去罐内的水液，降低罐口温度。同时保持罐内空气温度，待罐口冷却至人体内接受的程度后，将罐拔于脐部位并固定数分钟，吸牢即可。可根据病情需要在锅放入适量的祛风活血药物，以增强疗效。

3. 抽气罐法　通过机械装置抽出罐内部分空气，形成罐内负压，把罐吸附于脐部的方法。操作时，先将抽气罐紧扣在脐部，用抽气筒从罐内抽气，使罐吸附于皮肤上。

五、按摩脐部法

按摩脐部法是指运用推拿手法刺激脐部，以治病防病的一种方法，其操作简便，在医师指导下可自行按摩，主要治疗腹胀、便秘等疾病。临床常用有揉脐法、摩脐法、按脐法等。

1. 揉脐法　用拇指、食指、中指指端或掌根部紧附于脐部或脐周，做轻柔、和缓的旋转揉动，带动脐周皮下组织。指柔时，操作者应放松、微屈腕关节，用指腹轻轻吸定于脐部。以肘关节为支点，前臂做主动屈伸，带动腕关节做较大幅度的、有节律的摆动式回旋，而手指做轻柔的小幅度揉动。掌根揉时，操作者应沉肩、垂肘，肘关节放松微屈或自然伸直，用掌根吸定于脐部，以肘关节为支点，前臂做主动摆动，带动腕关节运动，并通过吸定的掌根部带动该处的皮下组织一起揉动，频率为每分钟50～100次。

2. 摩脐法　用手指或掌面在脐部或脐周做回旋摩动，作用缓和协调。指摩时，操作者手指自然伸直、并拢，腕关节放松微屈，以中指，或食、中二指，或食、中、环三指末节的指纹面接触体表，沉肩，垂肘，以肘关节为支点，做前臂轻度屈伸，带动手指在体表做环形摩动。掌摩时，操作者腕关节放松略背伸，手掌自然伸直，掌心置于体表，以肩、肘关节的运动带动手掌做环形摩动，慢者每分钟30～60次，快者每分钟100～120次。

3. 按脐法 以拇指指腹（指纹面）着力于脐部，由轻而重，垂直向下按压，其余四指握拳或张开支撑，以协同助力，待患者产生酸、麻、重、胀、痛等感觉时持续数秒，然后逐渐减压放松，如此反复操作。有节奏地按压 100～300 次。

第三章
脐疗的注意事项

脐疗治病方法多样，操作方法简便，易于掌握，但要充分发挥脐疗的治疗优势既需要规范操作流程，也需要注意一些特殊操作事项。

1. 脐部独特的生理结构导致其极易滋生细菌，诱发炎症，治疗前宜用温水清洗脐部，再以 75% 酒精棉球消毒。

2. 脐疗用药应使用湿润剂将药材调成糊状或膏剂，增强药物渗透性。

3. 脐疗给药时一般治疗可用胶布固封，为避免胶布性皮炎的发生也可采用贴膏或纱布。如已发生胶布性皮炎，出现局部瘙痒、红赤、丘疹等现象，应暂停用药，外涂氟轻松软膏。

4. 贴药后，条件允许下可用热水袋加温 30 分钟，以促进药物吸收及药效的迅速发挥。

5. 由于脐部吸收药物较快，故用药开始几日内，个别患者会出现腹部不适或隐痛感，一般 2～5 日会自行消失。

6. 脐疗药物若含有毒之品时，宜在脐孔内涂抹少许油类或凡士林，并掌握贴敷时间，以减少对皮肤的刺激，达到减毒增效的目的。

7. 患儿由于其皮肤娇嫩，应尽量避免使用有刺激性的药物，并及时更换穴位，以免产生不良反应，或用药兜、药袋贴代替。

8. 脐灸过程中要防止燃烧的艾绒脱落烧伤皮肤和损坏衣物。

9. 脐灸过量或时间过长，局部会出现水疱，只要不擦破，可任其自然吸收，如水疱较大，可用消毒针具刺破，放出水液，再涂以烫伤油或消炎药膏等。

10. 孕妇治疗非妊娠诸病，慎用脐疗法。

中篇

临床应用

第四章
内科病证

一、脑梗死及后遗症

（一）脑梗死

神阙穴贴辅助治疗中风。在常规治疗基础上，药物贴敷神阙穴，阳气不足型，药用黄芪10g，巴戟天10g，鹿茸3g，淫羊藿10g，附子10g，丁香6g，花椒6g；痰阻经络型，药用白芥子15g，细辛6g，延胡索10g；瘀阻经络型，药用麝香3g，冰片6g，丹参10g，血竭10g，水蛭10g，乳香10g，花椒6g，豆蔻10g。药物粉末与凡士林按1∶4比例制成软膏进行贴敷。每日不少于4小时，隔日更换1次，治疗1个月，可以改善患者的思维能力，提高生存质量。*周炜，吕晖，索凤霜，等.神阙穴贴药对中风患者常规疗效的影响［J］.中国针灸，2009，29（9）：695-698.*

中风配合敷脐疗法治疗脑梗死。在常规治疗基础上，口服中药（太子参30g，制何首乌10g，大黄6g，决明子8g，胆南星6g，水蛭8g，天麻15g，全蝎8g），每日1剂，分2次服。将生大黄粉3g加温水适量调成糊状，敷贴在脐部神阙穴上，12小时后取下，每日1次。治疗14日，可改善患者神经功能缺损评分及中医证候分类积分，提高生活质量。

赵彦青，王松龄，王宏良.中风防治灵Ⅰ号配合敷脐疗法治疗痰热腑实型脑梗死临床观察［J］.广州中医药大学学报，2016，3（3）：299-302.

（二）脑梗死后偏瘫

神阙隔盐灸治疗脑梗死后偏瘫。针刺健侧足三里、阳陵泉、曲池、尺泽、太溪留针30分钟；单刺患侧承山穴。并每周隔盐艾灸神阙穴3次，每次49壮，持续3个月。关节逐渐变得比较灵活，下肢有力，握手有力，病情基本告愈。赵朝庭，刘旭光，罗海鸥.神阙隔盐灸治疗经筋病验案三则［J］.亚太传统医药，2016，12（6）：86-87.

艾灸配合康复训练治疗脑卒中偏瘫。在康复训练的基础上，采用纯艾绒艾条进行温和艾灸，以穴位局部皮肤出现红晕为度，每穴连灸20分钟。取两组穴位，上、下午各1组，上午灸神阙、关元、足三里（双）、三阴交（双）；下午灸肝俞（双）、脾俞（双）、肾俞（双）、命门。取得满意疗效。陈萍，黄世杏.艾灸配合康复训练治疗脑卒中偏瘫疗效观察［J］.广西中医药大学学报，2013，16（2）：41-42.

壮灸配合针刺治疗颅脑外伤后瘫痪。将天麻20g，防风15g，白芷15g，荆芥穗15g，羌活15g，蜈蚣3g，僵蚕5条，辛夷15g，细辛15g，肉豆蔻10g，研末备用。再将药末和盐按1∶16混合制作成药盐备用。患者取仰卧位，露出脐部，将直径6cm、厚3cm的硬纸治疗圈对准并紧贴脐部，用易撕胶带把圈外缘固定于腹部。铺上治疗巾，使中心洞孔穿过并套在治疗圈上。取药末3～4g，均匀抹洒在脐部，以填满脐窝为宜。再将药盐倒入治疗圈内并抚平。用镊子将橄榄大小的圆锥形艾炷夹到圈内药盐上，从上端点燃熏灸。每壮燃至2/3时更换1个艾炷，艾灰夹至盛水的钢碗内熄灭，如此反复，直至艾炷全部燃完。最后1壮艾炷需全部燃尽，以不见火星为宜。然后用治疗巾翻盖住治疗圈，让余温维持1～2分钟，再用毛刷扫除药盐。成人每次治疗20壮，儿童18壮。之后再针刺肩髃、曲池、外关、合谷穴；患侧血海、阴陵泉、三阴交、解溪穴。消化不良者，加双侧足三里穴；多汗者，加双侧照海穴；流涎者，加双侧地仓穴。留针30分钟。每日1次，15次为1个疗程，共治疗2个疗程。治疗60例，显效 26 例，有效 19 例。张新斐，刘初容，张永红，等 . 壮灸配合针刺治疗颅脑外伤后痉挛型瘫痪疗效观察 ［J］. 上海针灸杂志，2016，35（9）：1043-1045.

（三）脑梗死后吞咽困难

神阙灸联合持续泵入鼻饲法治疗脑梗死后吞咽困难。持续泵入鼻饲法，在治疗第 2 周开始使用神阙灸。嘱患者排空大小便，协助患者取仰卧位，暴露腹部，截取艾条 5cm，插入艾灸盒中，固定妥当，置于神阙处，每次灸 30 ～ 50 分钟，防止局部皮肤烧烫伤，住院期间每日 1 ～ 2 次。艾灸 1 周，取得满意疗效。梁惠芳 . 神阙灸联合持续泵入鼻饲法对吞咽困难患者并发症的影响 ［J］. 中国民间疗法，2019，27（18）：19-20.

（四）脑梗死后呃逆

神阙穴罐法治疗中风后顽固性呃逆。神阙穴闪罐治疗，迅速将罐扣在神阙穴上，吸住后立即取下，再重复操作，如此反复吸拔多次，至穴位局部皮肤潮红或症状减轻为度，一般为 10 ～ 30 分钟。最短时间为治疗后呃逆立止，最长时间治疗 8 次，均不复发。6 例患者中，治愈 4 例，好转 2 例。黄河，况彦德，范郁山 . 神阙穴罐法治疗中风后顽固性呃逆 6 例 ［J］. 针灸临床杂志，2009，25（2）：33-34.

针刺联合穴位贴敷治疗重型颅脑损伤合并顽固性呃逆。针刺素髎穴（鼻尖正中央），向上斜刺 10 ～ 15mm，得气后，行雀啄针法，以患者双眼湿润为度。施术约 1 分钟，留针 20 分钟。起针后，用温润毛巾清洁脐部皮肤，将自制止呃药粉（肉桂、附子、丁香、柿蒂、半夏、厚朴、代赭石等比例研磨成粉）用生姜汁调成糊膏状，取适量覆盖于神阙穴上，外用敷料及胶布固定。治疗当日呃逆明显减轻，间隔时间延长，次日后，未再出现呃逆，继予贴敷 7 日，贴敷时间为 12 小时，每日 1 次，嘱予患者胸腹部避寒保暖，1 个月后随访，未再出现呃逆。朱婧，熊杰 . 针刺联合穴位贴敷治疗重型颅脑损伤合并顽固性呃逆 1 例报告 ［J］. 武警后勤学院学报（医学版），2019，28（7）：71-72.

（五）脑梗死后便秘

腹部电针配合中药敷脐治疗中风后便秘。针刺天枢（双），腹结（双），大横（双），归来（双），气海，关元，脐中四边穴（脐中上、下、左、右各开1寸处，包括水分、阴交两穴），经中穴（脐中直下1.5寸，再旁开3寸处）。每次治疗酌选4～6个穴位，对称取穴。患者得气后接华佗牌SDZⅡ型电子针疗仪，以低频率疏密波刺激30分钟，强度以穴位部肌肉微微颤动为宜。每日1次，共治疗10日。将大黄、芒硝各10g，厚朴、枳实、火麻仁、郁李仁各6g，冰片3g，共研为细末，每次取3～5g，加蜂蜜调成膏状，敷贴于神阙穴并用胶布固定。隔日换药1次，共治疗10日。治疗80例，治愈53例，有效21例。熊中慧，龚欣，卢添娇.腹部电针配合中药敷脐治疗中风后便秘疗效观察［J］.上海针灸杂志，2017，36（3）：265-268.

小承气汤敷神阙穴治疗中风后便秘。药物组成为枳实15g，炒厚朴20g，大黄6g，黄芪30g。若郁热偏盛如大便干结、小便短赤、口苦、舌质红、苔黄燥者，可加大大黄用量至15～20g以清泄郁热；若津亏比较明显者，加麻子仁、杏仁、生地黄、玄参以生津润肠通便；若偏于气滞如腹胀、嗳气，加木香、槟榔以调气顺气；若偏于寒盛如大便艰涩、腹痛、呃逆、手足不温、怕冷，加附子、干姜以温中散寒；若偏于气虚如倦怠乏力、气短、脉弱无力，加大黄芪用量为60g，再加白术以健脾益气；若偏于血虚如面色苍白、头晕目眩、指甲不荣，加当归、生地黄以滋阴养血；偏于阴虚如五心烦热、盗汗，加玄参、麦冬、生地黄以清热滋阴生津；偏于阳虚如手足不温、倦怠乏力，加附子、肉苁蓉以温补肾阳。上药共研细末并混合均匀，调制成软膏状，取适量均匀地涂抹在穴位贴内，再敷于神阙穴，胶布固定，每日更换1次，7日为1个疗程。治疗40例，治愈15例，显效12例，有效9例。曹洪涛.小承气汤敷神阙穴治疗中风后便秘40例［J］.河南中医，2017，37（7）：1177-1178.

脐灸治疗中风后便秘。将大黄12g，厚朴15g，枳实12g，芒硝9g，研末备用。把面粉加水揉成面圈（直径约2cm），面圈的中间孔应与患者本人的脐孔大小一致（直径约 1.5cm），将准备好的面圈放在腹部神阙穴上，面圈的小孔要对准神阙穴。把所研药末放入神阙穴，以填满脐孔为宜。将艾炷（直径 2cm、厚约 2cm）放置于面圈正中药粉上，连续施灸不计壮数，观察艾炷燃烧情况，询问患者有无不适，以患者感觉温热但无灼痛感为宜，每次 1 小时，施灸完后取下面圈，然后用无纺小敷贴贴上，使药物在神阙穴保持 2～3 小时，每两日治疗 1 次，2 周后进行疗效评定。治疗 40 例，治愈 10 例，显效 20 例，有效 8 例。徐丽珍.脐灸治疗中风病便秘的临床观察［J］.云南中医中药杂志，2018，39（5）：94-95.

王氏保赤丸神阙穴贴敷治疗中风后便秘。在乳果糖口服基础上加用王氏保赤丸贴脐。用 75%乙醇清洁脐部，取王氏保赤丸 0.9g，加鲜榨生姜汁调成糊状，贴敷于神阙穴，外贴姜片，医用敷贴固定，每日贴 4～6 小时，连续 5 日，治疗 60 例，临床痊愈 15 例，显效 26 例，有效 15 例。包元飞，杜朝品，卞兆连.王氏保赤丸神阙穴贴敷治疗卒中后便秘的临床研究［J］.交通医学，2020，34（2）：184-186.

行气通便贴外敷脐部联合常规疗法治疗中风后便秘。将生大黄粉 1.2g加 1 汤勺蜂蜜调制成糊状，贴在脐部神阙穴，外用胶布固定，每次外敷12～24 小时，每日更换。加腹部按摩，嘱患者晨起排空膀胱后取仰卧位，下肢屈曲，放松腹部，手掌心放于腹壁上，沿升、横、降结肠顺时针按摩20～30 圈，每日 2～3 次。嘱患者日常进行提肛练习，每次 20～30 下，每日 3～5 次。连续治疗 5 日。治疗 47 例，治愈 12 例，显效 23 例，有效 9 例。傅迎岚.行气通便贴外敷脐部联合常规疗法治疗脑卒中后便秘临床研究［J］.新中医，2020，52（8）：169-171.

神阙灸联合针刺治疗中风后便秘。针刺天枢、中脘、支沟、足三里，支沟、天枢施以提插捻转泻法至患者出现酸胀感；中脘、足三里施以提插捻转补法至得气。热秘，加合谷、曲池；气秘，加气海、行间；气血虚，加脾俞、胃俞。间隔 10 分钟行针 1 次，留针 30 分钟。将针全部刺入后，再将华佗牌双孔灸盒放置在神阙穴（内置艾炷直径 18mm、高 27mm，共 2炷）。直至艾灸盒内 2 个艾炷全部燃尽后方取下灸盒，每日 1 次，1 周为 1疗程。连续治疗 2 周，38 例患者，治愈 2 例，显效 30 例，有效 3 例。张秀琛，李黎，王芳，等.神阙灸联合针刺治疗中风后便秘临床疗效观察［J］.四川中医，2020，38（5）：185-188.

穴位贴敷配合艾盐包热熨治疗急性脑卒中后便秘。将30g大黄粉用白凡士林调成膏状，分装成盒。患者取仰卧位，暴露脐部，用乙醇棉球清洁脐部，再取调制好的大黄膏适量贴敷于神阙穴，外用贴敷覆盖。穴位贴敷治疗结束后，将自制艾盐包（将艾绒与粗盐以5∶3比例混合拌匀，放置于20cm×28cm长方形帆布中央）恒温箱加热至50℃，以脐为中心沿顺时针方向轻轻热熨3～5分钟，后与隔热垫（或毛巾类取代）一并放置在神阙穴上热熨10～15分钟；热熨过程中询问患者感受，防止烫伤。每次热熨时间≤20分钟。每日1次，连续治疗3日。治疗40例，显效22例，有效14例。凌惠菊，颜雨虹，汪俐娜.穴位贴敷配合艾盐包热熨治疗急性脑卒中后便秘疗效观察［J］.上海针灸杂志，2017，36（9）：1061-1064.

黄甘通便散贴敷神阙穴治疗脑卒中急性期患者便秘。取甘遂、大黄各30g研磨成粉末状，加入适量蜂蜜调制成厚膏状，制成穴位贴（大小为3cm×3cm，厚度为0.3cm），依次贴敷在中脘、神阙及双侧天枢穴，每日贴敷1次，贴10小时后再取下，连续贴敷1周。治疗45例，治愈28例，显效11例，有效4例。李小英，银本秀，陆洪燕，等.探究黄甘通便散贴敷神阙穴对脑卒中急性期患者便秘临床效果观察［J］.中西医结合心血管病电子杂志，2020，8（24）：153，156.

神阙穴贴敷协同合谷穴按摩预防老年脑卒中后便秘。将大黄6g，芒硝6g，枳实10g打粉，用75%酒精调制成3cm左右的湿润糊状，敷于神阙穴，4～6小时。同时按摩合谷穴，有效预防老年脑卒中患者便秘的发生。彭庆婕，翁俊梅，杨言府.神阙穴贴敷协同合谷穴按摩在预防老年脑卒中患者便秘中的应用［J］.中华全科医学，2019，17（3）：511-514.

吴茱萸粉外敷神阙联合脐周按摩促进老年中风患者胃肠蠕动。取吴茱萸粉末50g，用白醋掺匀，放入微波炉加热至45～55℃，外敷于神阙穴，药末外层加盖保鲜膜以防散热。敷药后开始以脐眼为圆点，在直径20cm范围内进行脐周顺时针按摩3圈，再逆时针按摩3圈，交替按摩15分钟。

吴茱萸粉外敷 20 ～ 30 分钟，每日 2 次。治疗 7 日，25 例患者，显效 16 例，有效 7 例。刘明珠，黄佩娟，林玉冰.吴茱萸粉外敷神阙联合脐周按摩促进老年中风患者胃肠蠕动的疗效观察 [J].深圳中西医结合杂志，2015，25（7）：38-39.

（六）脑梗死后尿潴留

神阙穴隔物灸治疗脑卒中后排尿障碍。将生姜切成厚度 0.5 ～ 0.6cm、直径 4 ～ 5 cm 的近圆形姜片，用牙签扎 10 ～ 15 个孔，有利于温热向下透发。将艾绒捏成直径 3cm、高 3cm 的圆锥形艾炷，置于姜片之上。将食用盐填满神阙穴，再将姜片置于填满食盐的神阙穴上。点燃艾炷，待其全部烧尽，更换另一壮，连续灸 3 壮。每日 1 次，每周 5 次。连续治疗 4 周，取得满意疗效。刘兰群，李惠兰.神阙穴隔物灸治疗脑卒中后排尿障碍 19 例 [J].中国针灸，2015，35（7）：685-686.

隔附子饼灸神阙穴治疗中风后尿潴留。将附子切细研磨，以黄酒调和做饼，厚约 0.5cm、直径约 2cm，放置于神阙穴上，上置艾炷灸之。艾炷高 1cm、直径约 0.8cm，可燃烧 3 ～ 5 分钟。最快起效时间 3 日，最慢 12 日，治疗 20 例，痊愈 10 例，显效 6 例，有效 3 例。徐飞，李虹霖，王玉珏.隔附子饼灸神阙穴对中风后尿潴留的临床观察 [J].中国医学创新，2015，12（4）：104-105.

艾灸配合中药治疗脑梗死后尿潴留。患者仰卧于床上，暴露脐部，用纯净干燥的食盐填平脐窝，取新鲜生姜切成直径 2 ～ 3cm、厚度 0.2 ～ 0.3cm 的薄片。用针刺出多个细孔，置于神阙穴上。用陈年艾绒揉成直径 3cm、高约 3cm 的艾炷。把艾炷放在姜片上点燃施灸，艾炷燃尽或患者感到灼痛时，更换艾炷再灸，一般灸 3 ～ 7 壮，以灸处皮肤红润、不起疱为度。1 次治疗时间 10 ～ 20 分钟，7 次为 1 疗程。口服中药（泽泻 15g，猪苓 9g，茯苓 9g，白术 9g，桂枝 6g），每日 1 剂，早晚各 1 次。治疗 14 日，36 例患者，治愈 25 例，有效 9 例。王英.艾灸配合中药治疗脑梗死后尿潴留 36 例疗效观察 [J].云南中医中药杂志，2018，39（12）：54-55.

中药膏神阙穴贴敷治疗卒中后神经源性膀胱。将黄芪30g，熟地黄30g，车前子15g，怀牛膝15g，炮附子15g，山茱萸15g，肉桂15g，研末，加入姜汁调制成膏状，贴敷于神阙穴，外用胶布固定，时间为4～6小时，每日1次。治疗53例，显效38例，有效9例。刘夏.中药膏神阙穴贴敷治疗卒中后神经源性膀胱效果观察［J］.北方药学，2018，15（9）：196.

（七）脑梗死后尿失禁

艾灸穴位治疗女性卒中后尿失禁。用食用盐填满肚脐（神阙穴），再将艾绒捏成高3cm、直径3cm的圆锥形艾炷放置于约1cm厚、直径＞4cm的生姜片上。将艾炷与生姜片放置于填满食盐的神阙穴上，点燃艾炷，连续灸2壮，每日1次，每次都将艾炷完全燃尽后再更换艾炷。同时取百会、三阴交、足三里穴，将艾条点燃后，靠近穴位熏灸，以患者感受到局部温暖舒适为度，每穴灸约30分钟，以局部出现红晕为度，每日1次，治疗6日后暂停1日，连续治疗2周，有效改善症状。王娟.艾灸穴位治疗女性卒中后尿失禁的效果观察［J］.光明中医，2016，31（8）：1131-1133.

（八）脑梗死后疲劳

雷火灸法治疗脑卒中后疲劳。患者取仰卧位，充分暴露施灸穴位，取雷火灸条，旋开灸盒，将备用大头针插入盒口小孔以固定药柱；点燃药柱一端，将其对准神阙、双侧足三里，距离皮肤2～3cm，可用皮筋或毛巾固定，治疗时可行旋转及雀啄灸法，火燃至盒口时应取出大头针，继续推出药柱，大头针再次固定药柱继续使用，灸至皮肤潮红，深部组织有发热感即可，每日1次，每次30分钟。治疗15日，个人疲劳状况得到有效改善。赖晓玲，陈斌，陈麟.雷火灸法治疗脑卒中后疲劳的临床疗效研究［J］.世界中医药，2016，11（8）：1582-1585.

二、眩晕

不同调和剂穴位贴敷辨证治疗眩晕。肝阳上亢，用生栀子、大黄、黄连、肉桂等比例；痰浊中阻，用姜半夏、茯苓、车前子等比例；气血亏虚，用黄芪、党参、白术等比例；肾精不足，用杜仲、淫羊藿、狗脊等比例。在上方中加冰片，按药物与冰片 2：1 比例，加工成超微粉末。痰浊中阻型，用藿香正气水调制；肝阳上亢型、气血亏虚型，用黄酒调制；肾精不足型，用陈醋调制。温水清洁神阙穴后，取适量糊剂于神阙穴贴敷 6 小时，每日 1 次，7 日为 1 个疗程。治疗 53 例，痊愈 20 例，显效 28 例，有效 1 例。罗晓春 . 不同调和剂穴位贴敷辨证施护眩晕的效果观察 [J]. 中医临床研究，2016，8（13）：124-126.

皮内针埋穴配合穴位敷贴治疗晕动病。皮内针埋穴双侧内关穴，用创可贴固定。在神阙穴、双侧翳风穴敷贴晕车贴。治疗 63 例，显效 37 例，有效 21 例。杨尊求，苏华新 . 皮内针埋穴配合穴位敷贴治疗晕动病的临床观察 [J]. 湖北中医杂志，2011，33（7）：71.

艾灸神阙辅助治疗椎基底动脉供血不足眩晕。给予患者口服敏使朗＋静滴长春西汀注射液，同时艾灸盒灸神阙，30 分钟 / 次，每日 1 次，14 日为 1 疗程，连续治疗 3 疗程。治疗 50 例，显效 16 例，有效 33 例。姜林芳，于红专 . 艾灸神阙联合西药治疗气血亏虚型椎基底动脉供血不足眩晕随机平行对照研究 [J]. 实用中医内科杂志，2013，（10）：87-88.

定眩膏神阙穴贴敷治疗后循环缺血眩晕。将天麻、半夏、白术、茯苓、葛根、丹参、钩藤、大黄、黄连、川芎等比例研末，用醋调和成膏状，贴于神阙穴，每日 1 次，24 小时换 1 次，连续贴敷 7 日。治疗 65 例，治愈 15 例，好转 31 例。丁为国，姚庆萍，张建泉 . 定眩膏神阙穴贴敷治疗后循环缺血眩晕 65 例疗效观察 [J]. 云南中医中药杂志，2010，31（9）：49-50.

薄氏腹针联合隔姜灸治疗颈源性眩晕。针刺中脘、下脘、气海、关元、商曲（双侧）、气穴（双侧）达地部。神经根型，配曲池、外关、丰隆、足三里、太溪、悬钟；椎动脉型，配天柱、风池、完骨，均为双侧，留针20分钟。同时联合神阙穴隔姜灸20分钟，每日1次，共6日。治疗30例，治愈15例，有效12例。谢晓梅，吴倩，邓扬嘉，等. 薄氏腹针联合隔姜灸治疗颈源性眩晕患者的临床观察［J］. 中国中医急症，2019，28（6）：1056–1058.

三、高血压

吴茱萸穴位贴敷治疗高血压。用吴茱萸研磨成粉末后过筛，用姜汁调和成糊状，贴敷于双侧涌泉穴、太冲穴和神阙穴，每次持续4小时，每日1次，1周为1个疗程，2个疗程观察结果。治疗56例，显效20例，有效28例。唐望海，张李兴，李莉芳. 吴茱萸穴位贴敷治疗高血压病56例［J］. 深圳中西医结合杂志，2013，23（6）：375–376.

吴茱萸川芎敷神阙穴治疗高血压。将吴茱萸、川芎等比例研细粉混合，取10～15g，加温开水或白酒调制成直径约3～5cm、厚0.5～1cm的药饼，清洁脐部后敷贴，外敷消毒纱布，用医用胶布固定，每次持续8小时，每周2次。治疗6个月，62例患者，显效17例，有效37例。郑海霞，朱志云，项伟忠. 吴茱萸川芎敷神阙穴治疗高血压病的临床研究［J］. 护士进修杂志，2016，31（9）：815–817.

针灸神阙穴引火归原治疗原发性高血压。碘伏擦净脐部，反复擦拭3遍，确保脐中洁净，选用0.30mm×40mm针具，快速刺入皮下，缓慢捻转进针25～40mm，后将针尾装上点燃艾炷，留针30分钟，隔日1次，连续30日。治疗18例，显效9例，有效7例。裘锦魁，金肖青. 针灸神阙穴引火归原治疗原发性高血压的临床研究［J］. 新中医，2015，47（11）：181–183.

四、周围性面瘫

灸神阙穴治疗面瘫。将艾绒捏成底面直径约 2cm、高 2cm 的锥形艾炷 7 壮，艾炷置于神阙穴后点燃，穴穴出现灼热时，置换艾炷，灸 7 壮后，拔火罐 10 分钟。而后用梅花针刺络轻叩面部阳白、下关、地仓、颊车、迎香、翳风，使皮肤微红或微出血，继取鳝鱼骨粉，用茶油调成糊状，敷贴面部所叩穴位。每次取 3 个穴位，然后用艾条温和灸所贴敷穴位 10 分钟，灸完后用风湿膏剪成 3 块约 2cm×2cm 敷贴，保留 2 日。面部贴敷隔日 1 次，灸神阙穴每日 1 次。10 次为 1 个疗程，3 个疗程判断疗效。治疗 60 例，痊愈 57 例，有效 3 例。张俊，张德基.灸神阙穴为主治疗面瘫 110 例［J］.上海针灸杂志，1997，16（2）：22.

热敏脐灸治疗周围性面瘫。针刺患侧阳白、攒竹、太阳、承泣、颧髎、颊车、地仓、风池，以及双侧外关、合谷、足三里、太冲，采用平补平泻手法，留针 45 分钟。对患侧翳风穴进行热敏灸疗法，将点燃的艾条对准翳风穴，在距离皮肤 3cm 左右施行温和灸法，每 2 分钟插入 30 秒的雀啄灸法，以患者感到温热而无灼痛感为施灸强度，每穴施灸时间 45 分钟。取 1 斤老姜现榨，分离姜汁，取渣备用，将脐灸竹筒放置于操作台上，取姜渣平铺于竹筒底部，压成 2cm 高的饼状，再连同竹筒放于微波炉中，取中火加热 1 分钟，测试竹筒底部温度为 40℃左右。患者取仰卧位，充分暴露神阙穴。将制好的竹筒底部中心对准神阙穴放置，取适量艾绒于姜饼上铺成约 5mm 高度的薄层，点燃，待燃烧将尽，再依次按前述要求铺艾绒，层层叠加，灸至 1.5 小时后，停止加绒，静置温热 30 分钟。患者均进行热敏灸及常规针刺治疗，每日 1 次，针刺和热敏灸每次 45 分钟，热敏脐灸 2 小时，连续 10 日为 1 个疗程，共治疗 3 个疗程，每疗程间隔 1 日。治疗 32 例，治愈 19 例，显效 10 例，有效 3 例。张波，应文强，谭艳丽，等.热敏脐灸治疗周围性面瘫的临床疗效观察［J］.世界中医药，2019，14（8）：1946-1949.

神阙隔盐灸治疗顽固性面瘫。口腔暗紫脉络刺络放血；隔盐灸神阙 49

壮；温针灸足三里。当次处理后病情明显缓解，面部肌肉明显松软。之后每周隔盐艾灸3次，每次49壮，持续3个月，病情已愈。赵朝庭，刘旭光，罗海鸥.神阙隔盐灸治疗经筋病验案三则［J］.亚太传统医药，2016，12（6）：86-87.

隔药饼灸治疗顽固性面瘫。将麻黄、制附子、细辛、僵蚕、全蝎、黄芪、鸡血藤按1：3：2：2：1：2：2比例打成细粉混匀，用姜汁、蜂蜜搅匀，制成直径约4cm、厚1cm的药饼，中间用针均匀扎数个孔，备用。针刺患侧阳白、四白、颧髎、颊车、地仓、翳风，健侧合谷，双侧足三里、三阴交。随诊加减，鼻唇沟变浅，加迎香；抬眉困难，加攒竹；人中沟变浅，加承浆。得气后留针30分钟。起针后面部温和灸15分钟。然后将药饼分别置于百会穴、神阙穴，百会穴使用小号艾炷（底径约为1cm、高1cm的圆锥形艾炷），神阙穴使用大号艾炷（底径约为2.5cm、高2cm的圆锥形艾炷），各施灸6壮，时间约1小时，使温热透入皮肤，治疗局部皮肤潮红为度。治疗28例，治愈8例，显效13例，有效6例。陆志巧，李朝辉，刘艳芝，等.隔药饼灸（温阳补气法）治疗顽固性面瘫的疗效研究［J］.中华医学，2019，11（33）：69-71.

以任脉穴位为主论治顽固性面瘫。患者取仰卧位，进行常规消毒，承泣直刺0.5～1.0寸，承浆向患侧斜刺0.3～0.5寸，气海直刺1.0～1.5寸，关元直刺1.0～1.5寸。留针时气海、关元穴均予以艾炷温针灸，方法为截取一段长约2cm的艾条插于针柄上，点燃施灸，每次灸1壮，留针30分钟后取针。将大块新鲜生姜切成直径3cm、厚0.5cm的薄片，中心处用针刺孔数个，放于穴位上。将细艾绒搓成底部直径均为1cm左右的圆锥形艾炷置于姜片上，并从顶端点燃施灸，以患者自觉施灸部位有灼热感为度，每次3壮。以上治疗每日1次，6次为1个疗程，疗程间休息1日，取得较好疗效。张舒婷，黄洁，常小荣.以任脉穴位为主论治顽固性面瘫1例［J］.湖南中医杂志，2019，35，（3）：76.

五、面肌痉挛

穴位敷贴配合针刺治疗面肌痉挛。将天麻、僵蚕、荆芥、防风、白芷、全虫、羌活等比例碾粉，取适量药粉填于脐中，外用风湿膏固定，每日 1 次。配合针刺天柱、百会、四神聪、合谷、足三里、丰隆、三阴交、太冲及面部阿是穴，留针 30 分钟，每日 1 次。15 日为 1 个疗程，疗程间间隔 3 日，治疗 3 个疗程后，患者面肌痉挛症状得到有效改善。郭伟.穴位敷贴配合针刺治疗面肌痉挛疗效观察［J］.上海针灸杂志，2010，29（2）：101-102.

六、抑郁症

壮灸神阙穴治疗阳虚质抑郁症。口服左洛复（由辉瑞制药有限公司生产，规格为每片 50mg，有效成分为盐酸舍曲林），每日 50mg，每日 1 次，与早饭同服。壮灸神阙穴，患者平卧，将直径 6cm、高 3cm 的治疗圈中心对准并紧贴神阙穴，用易撕胶带把圈外缘固定于腹部，然后铺上长 36cm×宽 28cm 的治疗巾，使中心洞孔穿过并套在治疗圈上，将药盐（党参 1g，白术 2g，茯苓 2g，甘草 1g，川芎 1g，熟地黄 2g，当归 2g，白芍 1g，山药 2g，砂仁 1g，吴茱萸 1g，肉桂 1g，炮姜 1g，花椒 0.5g，厚朴 0.5g，精盐 60g，研末炒混）约 80g 倒入治疗圈并抚平，用镊子将艾炷（橄榄大小，约 2g）夹到圈内药盐上，从上往下点燃艾炷，每壮燃尽时，更换另一燃至 1/3 的艾炷（可事先点燃），并将艾灰夹至盛水的钢碗内熄灭，如此反复，直至 20 个艾炷全部燃完，最后一壮艾绒需全部燃尽，以不见火星为宜，然后用治疗巾翻盖治疗圈，让余温维持 1～2 分钟，再用毛刷扫掉药盐，每次约 50 分钟，每日 1 次，共观察 6 周，治疗 36 例，治愈 3 例，显效 18 例，有效 12 例。张新普，温友禄，徐海燕，等.壮灸神阙穴治疗阳虚质抑郁症的疗效观察［J］.时珍国医国药，2019，30（11）：2690-2692.

隔药灸神阙八阵穴联合角调五音疗法治疗溃疡性结肠炎伴焦虑抑郁状态。以神阙穴至关元穴长度为半径作圆周，将圆周八等份而形成的 8 个特殊部位。圆周下方的关元穴为地坤；圆周的上方腹中线上，与关元穴对应为天乾；在神阙右侧，与神阙水平的为离鸟；在神阙左侧，与神阙水平的为蛇坎。天乾与离鸟之间的穴位为兑虎，天乾与蛇坎之间的穴位为风巽，地坤与离鸟之间的穴位为龙震，地坤与蛇坎之间的穴位为云艮。将升麻10g，柴胡10g，桑白皮10g，橘叶10g，川芎10g，香附15g，刺蒺藜30g，白芍30g，炙甘草10g，研末，用醋调匀，略成糊状，捏压成厚约3mm、直径约1.5cm的药饼。将药饼放在定位好的穴位上，先灸地坤（关元穴），然后以顺时针方向依次进行。用点燃后的艾条进行悬灸，根据患者的耐受程度，调节悬灸的高度，每个穴位灸10分钟，共灸40分钟，隔日1次。选取五行角调音乐（中华医学会音像出版社出版的《中国传统五行音乐正调式》）2首进行聆听，每日2次，分别于上午9点、下午4点进行，每次听音乐30分钟，音量以患者自我感觉舒适为度。疗程为8周。治疗45例，痊愈11例，显效21例，有效10例。张雪莹，单海燕，薄淑萍.隔药灸神阙八阵穴联合角调五音疗法治疗溃疡性结肠炎伴焦虑抑郁状态效果观察［J］.天津中医药大学学报，2019，38（1）：38-40.

七、精神分裂症

针刺配合神阙隔盐灸治疗精神分裂症。针刺取神庭、眉冲（双）、头临泣（双）、承光（双）、百会、后顶、哑门、大椎、筋缩、鸠尾、三阴交（双）、涌泉（双）、足底反射区失眠点（双）、足底反射区大脑点（双）。虚证用平补平泻法，实证用泻法，得气后接 SDZ–II 型电针仪，第1对输出导线分别连接双侧头临泣穴，双足底反射区大脑点先用细导线串联，然后以第2对输出导线连接百会、大脑点，以患者能耐受为度，给予脉冲电流（连续波）中等频率刺激，留针30分钟。神阙隔盐灸：取神阙穴，将经炒制的食盐80g填于患者脐窝，上燃以橄榄大小之艾炷，1壮燃尽后更换1壮，共20壮。艾炷全部燃尽后，覆布巾数层保留余温约20分钟。每日1次，20次为1个疗程，疗程间休息1日，共治疗2个疗程。同时口服利培酮片（维思通，西安杨森制药有限公司，国药准字 H20010317），起始剂量为每次1mg，每日2次；5日之内加至每次3 mg，每日2次。此后维持该剂量，共治疗6星期。治疗23例，基本治愈3例，显效4例，有效14

例。区颖仪，张新斐，欧阳怀亮，等．针刺配合神阙隔盐灸治疗精神分裂症疗效观察［J］．上海针灸杂志，2014，33（9）：795-797.

八、慢性支气管炎

神阙穴隔物灸联合强力止咳宁胶囊治疗慢性支气管炎。将细辛、麻黄、半夏、白芥子、延胡索、甘遂按2∶2∶2∶4∶3∶3比例研末，先以适量姜汁调和成直径约2cm、厚度约0.5cm的药饼，然后以针头钻孔约10个，贮存备用；用时取出，先将药饼置于患者神阙穴上，然后在上面放置直径约1cm、高约0.5cm的艾炷，点燃，每次治疗时间约30分钟（中间若艾炷燃尽则更换，继续治疗），每日1次。口服强力止咳宁胶囊（哈尔滨华雨制药，每粒0.4g），每次1.6g，每日3次，疗程为14日。治疗51例，临床控制20例，显效21例，有效6例。荣宁，田伟峰．神阙穴隔物灸联合强力止咳宁胶囊治疗慢性支气管炎的疗效分析［J］．中医药导报，2017，23（3）：101-103.

九、支气管哮喘

复方止喘膏外贴神阙穴治疗支气管哮喘。将氨茶碱0.1g，扑尔敏4mg，强的松10mg，消旋山莨菪碱（654-2）10mg研粉加氮酮适量为糊状，置于神阙穴内，再用麝香止痛膏或纱布封闭神阙穴位，每日换药1次，连续应用14～28日。治疗期间停用激素、茶碱类、β_2受体激动剂。治疗106例，显效99例，有效6例。黄永清，谢雪华．复方止喘膏外贴神阙穴治疗支气管哮喘136例疗效观察［J］．中国误诊学杂志，2005，5（1）：71.

十、心脏病

麝香保心丸填神阙穴治疗心脏病。患者取仰卧位，露出神阙穴，先用75%酒精棉球擦净脐垢，后将8～12粒麝香保心丸倒入穴位内，再以少量75%的酒精液滴在药丸上，最后用麝香伤湿膏贴敷在神阙穴上，并用手掌轻压片刻以防脱落。每日用热水袋热敷神阙穴3～5次，3日更换一次，取得较好疗效。蔺世英.麝香保心丸填神阙穴治疗心脏病12例［J］.大同医学专科学校学报，2000，（4）：27-28.

（一）慢性心力衰竭

穴位贴敷加隔姜灸治疗慢性心力衰竭。将川乌20g，肉桂20g，细辛10g，干姜20g，丹参10g，牡丹皮15g，泽泻15g，茯苓15g，打成粉末，用新鲜的生姜汁调成糊状贴于心俞、厥阴俞、肾俞、巨阙、内关、膻中、关元、足三里，每次贴4～6小时，每周贴1次。隔姜灸神阙穴，每次灸9壮，灸3壮换一次姜片，每日1次。2周为1个疗程。治疗40例，显效15例，有效22例。麦丽莎，雷贻录，邢俊娥.穴位贴敷加隔姜灸对慢性心衰6分钟步行试验的影响［J］.浙江中医药大学学报，2013，37（5）：620-621.

改良四逆汤敷贴神阙穴治疗心力衰竭。将附子50g，干姜30g，炙甘草20g，黄芪30g，研末备用，每次用15～20g，用茶油调成糊状置于神阙穴处，外用无菌敷贴固定，每日敷贴1次，每次敷贴12～16小时，12周为1个疗程。治疗31例，显效16例，有效13例。刘远林.改良四逆汤敷贴神阙穴治疗心力衰竭31例［J］.光明中医，2018，33（9）：1301-1302.

运动康复联合艾灸神阙治疗冠心病心力衰竭。在冠心病的基础治疗上，温灸盒灸神阙穴20分钟，并采用运动康复七步法进行相关运动治疗，每日1次，共治疗4周。28例患者，显效8例，有效17例。朱富，张学正，李静.运动康复联合艾灸神阙治疗冠心病心力衰竭患者的临床观察［J］.中西医结合心血管病杂志，2018，6（22）：166-167.

（二）心律失常

温针灸合隔姜灸治疗心脾两虚型心悸。温针灸足三里、阴陵泉、三阴交，灸2～3壮；隔姜灸神阙，3～4壮，每日1次，取得较好疗效。焦凤丽，谭奇纹，刘颖.温针灸合隔姜灸治疗心脾两虚型心悸 1 例［J］.河南中医，2013，33（1）：18.

（三）心绞痛

穴位贴敷治疗心绞痛。将丹参、当归、川芎、红花、羌活各 10 份，丁香 5 份，苏合香 0.2 份，共研为面，加入氮酮及蜂蜜，制成稠膏。把药物涂于神阙穴，直径 2 ～ 4cm、厚 3 ～ 5mm，外用胶布固定。2 日换药 1 次，7 次为 1 疗程。治疗 62 例，显效 7 例，有效 41 例。范准成，李密英，奚正隆，等.穴位贴敷治疗心绞痛的疗效观察［J］.1997，27（9）：527-528.

十一、失眠

掌振神阙法治疗心脾两虚型失眠。患者取仰卧位，术者髋膝屈曲 90°，端坐于凳，双足分开与肩等宽，平放在地上。手掌置于患者腹部，手掌与治疗部位贴平，肘略高于腕，以术者劳宫穴对患者神阙穴，掌根对患者关元穴，中指对患者任脉，食指和无名指对患者肾经，拇指和小指置于胃经，操作时可以全掌、掌根、指端交替着力，使产生的震颤持续地作用于以神阙穴为中心的经络穴位，持续 5 ～ 8 分钟。每次治疗 20 分钟，10 日为 1 个疗程，间隔 1 周后，再行治疗，共治疗 2 个疗程。治疗 30 例，痊愈 5 例，显效 8 例，有效 13 例，无效 4 例。李增图，杨丽娉.掌振神阙法治疗心脾两虚型失眠临床观察［J］.浙江中西医结合杂志，2013，23（10）：785-786，836.

腹针配合神阙隔姜灸治疗心脾两虚证失眠。深刺中脘、下脘、气海、关元，中刺滑肉门、外陵、大横、水道，施补法并留针 30 分钟。其间隔姜灸神阙穴，将艾炷（直径 2cm、高 2cm）放置于穿刺数孔的生姜片（直径 4cm、厚 1.5cm），连续灸神阙穴 3 壮。每日 1 次，10 日为 1 个疗程，共治疗 2 个疗程，两疗程间休息 2 日。治疗 30 例，治愈 4 例，显效 13 例，有效 9 例。魏裕红，邓扬嘉，刘晶.腹针配合神阙隔姜灸治疗心脾两虚证失眠的临床研究［J］.中华医学，2017，9，（27）：104-106.

神阙隔物灸法治疗心脾两虚型失眠。取神阙穴，其上盖直径6cm、高3cm的纸质治疗圈，取党参、白术、吴茱萸、肉桂、香附各10g，研末作为底物，再取酸枣仁、茯神、远志、丹参各10g，甘草6g，研成药末，倒进治疗圈内并抚平，其上放置数个底面直径2cm、高3cm的圆锥形艾炷，艾炷用量20壮，每日1次，每次45分钟，10次为1个疗程，共治疗2个疗程。治疗40例，治愈10例，显效18例，有效10例，无效2例。张俊.神阙隔物灸法治疗心脾两虚型失眠疗效观察［J］.山西中医，2017，33（7）：33-34.

健脾益气方脐疗改善慢性伤口伴心脾两虚失眠。将黄芪15g，党参15g，白术10g，陈皮6g，升麻6g，柴胡12g，甘草15g，当归10g，川芎6g，吴茱萸15g，冰片3g，混匀研末备用。于睡前将15～20g药粉填满神阙穴，用干棉球压紧再用胶布贴紧，敷药时间为前一晚8点至次日8点，并口服艾司唑仑片1mg，每日1次。1周为1个疗程，2个疗程后进行疗效评价，取得较好疗效。林梅，关露娟，肖彬娥，等.健脾益气方脐疗对改善慢性伤口伴心脾两虚失眠型病人睡眠质量的效果［J］.护理研究，2019，33（15）：2729-2730.

针刺配合交泰丸神阙贴敷治疗心肾不交型失眠。针刺治疗：头针取神庭透前神聪、左右头临泣透左右神聪、后神聪透强间，行平补平泻手法，留针1小时，每10分钟行针1次。体针取安眠、心俞、肾俞、内关、神门、三阴交、申脉、照海、太溪穴，患者取俯卧位，心俞、申脉穴用泻法，肾俞、照海穴用补法，余穴用平补平泻法，留针30分钟，每10分钟行针1次。针刺时间均为每日下午，每日治疗1次，10日为1个疗程，疗程间休息3日，2个疗程后评定疗效。穴位贴敷：采用黄连、肉桂各100g烘干，研为细末，放密封罐内备用。每日在针刺治疗后，取药末用适量蜜调为糊状，填神阙穴内，然后用伤湿止痛膏固定，至次日中午取下。每日1次至治疗结束。治疗20例，治愈2例，显效10例，有效8例。傅红璟，姚春玲，林伊娜.针刺配合交泰丸神阙贴敷治疗心肾不交型失眠20例［J］.上海针灸杂志，2012，31（1）：45.

神阙穴隔盐灸辅治睡眠障碍。患者采取仰卧位，使脐部充分暴露，取适量经过炒制的粗盐放于干净的纱布上，将其平放于脐上。取制好的艾炷（长 2cm、直径 1.5cm）点燃上端并将其放于盐上。以有身体舒适、腹中温暖等灸感为宜。灸感消失或稍感烫热时应及时更换艾炷，再灸，每次治疗持续 45 分钟，并口服艾司唑仑片 1mg，每日 1 次。治疗 4 周，50 例患者，痊愈 41 例，好转 7 例。黄海龙.神阙穴隔盐灸辅治睡眠障碍的疗效观察［J］.内蒙古中医药，2019，38（8）：124–125.

神阙穴温和灸治疗老年人失眠。采用清艾条温和灸神阙穴，以患者有腹中温暖、身体舒适等灸感为宜，出现灼痛等不适时则立即结束当次治疗。每次 30 ～ 90 分钟，每周 6 次，连续 1 个月后，33 例患者，痊愈 12 例，有效 17 例。郑明亮.神阙穴温和灸治疗老年人失眠症 33 例［J］.中国乡村医药杂志，2014，（11）：40.

十二、慢性肝炎

穴位注射加贴敷治疗慢性肝炎。将雄黄、冰片、参三七、五味子、生大黄、山豆根等比例研末，用医用凡士林或黄蜡溶化调和均匀备用。第 1 次治疗，取神阙穴、肝俞穴各敷上 2cm×2cm 大小的药饼，厚度约 0.5cm，用纱布敷料覆盖，胶布固定。待 2 小时后撕去，隔周 1 次。第 2 次治疗，取神阙穴、期门穴。同样方法敷贴。隔周 1 次，两组穴位组合交替敷贴。同时选双侧臂臑、足三里用猪苓多糖和乙肝疫苗穴位注射，第 1 次，用乙肝疫苗 20μg，取臂臑穴注射；用猪苓多糖 20mg，取足三里穴注射，间隔 1 周。第 2 次，用猪苓多糖 20mg，取臂臑穴注射；用乙肝疫苗 20μg，取足三里穴注射，间隔 1 周。如此每周交替治疗，3 个月为 1 疗程。肝功能 ALT、TBIL、GIb 均有明显改善。徐开山.穴位注射加贴敷治疗慢性肝炎 50 例疗效观察［J］.云南中医药杂志，2000，21（3）：37–38.

降酶丹敷贴神阙穴联合复方甘草酸苷治疗慢性乙型肝炎。将虎杖粉、五味子粉各 3g，用醋调成膏状，敷贴神阙穴，每日 1 次，贴敷 12 小时，联合复方甘草酸苷注射液 120 ～ 200mg 溶于 5% 葡萄糖 250mL 中静脉滴注,每日 1 次。连续治疗 4 周,患者乏力、消化道症状明显改善,肝功能日趋复常。郭宗云,王大光,佘万祥,等.降酶丹敷贴神阙穴联合复方甘草酸苷治疗慢性乙型肝炎 30 例 [J].河南中医,2014,34 (11):2127-2128.

中药加脐敷治疗慢性乙型肝炎。口服中药(黄芪、太子参、丹参、赤芍、白芍、巴戟天、猪苓、川牛膝、炙鳖甲各 10g,制大黄、青皮各 9g,虎杖根、黄芩各 15g,当归 12g,煅牡蛎 20g),每日 1 剂,水煎分 2 次服。同时将吴茱萸、苍术各 3g,川椒 2g,肉桂、丁香各 1g 研末,用上等卫生纸包裹,敷于神阙穴上,夜敷昼停,连用 7 夜后更换,再重复操作,3 个月为 1 疗程。服药期间忌酒、油腻之物,取得较好疗效。孙九光.中药加脐敷治疗慢性乙型肝炎 81 例临床观察 [J].新中医,1998,30 (12):36-37.

退黄灸药灸神阙穴治疗黄疸型肝炎。将姜黄、黄柏、茵陈蒿等比例研末,掺在艾绒中制成直径为 5cm 的艾炷。将荞麦面用水搅匀制成直径 7cm、厚 1cm 的薄饼置于神阙穴,然后将艾炷放于荞麦面饼上,灸 3 壮,每日 1 次,30 日为 1 疗程。治疗 50 例,治愈 42 例,好转 6 例。王科先.退黄灸药灸神阙穴治疗黄疸性肝炎 100 例 [J].山东中医杂志,2008,27 (1):34-35.

十三、肝硬化及并发症

(一)肝硬化

神阙穴敷灸治疗早期肝硬化。将党参、白术、桃仁、郁金、薄荷、鸡内金等比例研末,用药粉填平脐窝,然后施温和灸 15 分钟,每日 3 次,48 小时换药 1 次。共治疗 3 个月。治疗 34 例,显效 13 例,有效 16 例。高荣慧.神阙穴敷灸治疗早期肝硬化的临床观察 [J].中国针灸,1996,(9):25-26.

（二）肝硬化腹水

中西医结合治疗乙型肝炎肝硬化腹水。在利尿、保肝基础治疗上，口服中药。茯苓15g，丹参30g，连翘15g，炙鳖甲20g，党参12g，炒麦芽15g，神曲12g，赤药15g，焦山楂12g，白术15g，炮山甲5g，厚朴12g，砂仁5g，山药12g，沉香5g，三七粉5g。若浮肿，加防己10g，黄芪10g；若鼻出血或牙龈出血，加茜草15g，丹皮15g；若大便干结，加麻仁10g；若肝脾肿大、唇甲紫黯，加三棱10g，莪术10g，牡蛎10g；若舌苔白腻、口渴，加佩兰10g，滑石10g，藿香10g。每日1剂，早晚2次。配合温和灸神阙穴2小时，每日1次。持续治疗1个月，33例患者，显效14例，好转16例。赵义红，王菲，娄静.中西医结合治疗乙型肝炎后肝硬化腹水33例临床观察［J］.中国民族民间医药，2019，28（14）：109-112.

禹功散合芒硝外敷神阙穴治疗乙型肝炎肝硬化腹水。在常规治疗的基础上，加用禹功散合芒硝（黑牵牛、芒硝各10g，茴香5g），碾碎后用棉垫包裹外敷神阙穴，胶布外固定，留置24小时，隔日1次。以1年为1个疗程，共治疗3个疗程。治疗34例，显效8例，有效18例。王治宇，梁学琳，郭献忠，等.禹功散合芒硝外敷神阙穴治疗乙型肝炎肝硬化腹水34例［J］.浙江中医杂志，2012，47（12）：884.

浊霾散敷脐联合艾灸法治疗乙型肝炎肝硬化腹水。黄芪10g，桂枝10g，细辛10g，商陆10g，冰片10g，椒目10g，草乌10g，甘遂10g，大戟10g，龙葵10g，王不留行10g，人工麝香1g。除麝香外其余中药共研细末，麝香单研。取一棉签蘸少许陈醋后再蘸0.25g麝香，棉签头部及麝香一并敷脐部神阙穴，每次取中药粉末5g以蜂蜜调成糊状后敷脐部神阙穴麝香棉签头上方（贴敷前，贴敷部位消毒），以5cm×5cm胶布固定，24小时后更换1次。每日艾条点燃温和灸脐部神阙穴，每日1次，每次2小时。治疗30日，30例患者，显效13例，有效15例。蔡春江，梁燕，徐任.浊霾散敷脐联合艾灸法治疗鼓胀（乙型肝炎肝硬化腹水）疗效评价［J］.中华中医药学刊，2016，34（4）：1017-1020.

黄芪泽苓颗粒口服联合逐水膏脐贴辅助治疗中重度乙型肝炎肝硬化腹水。口服中药。黄芪30g，泽泻20g，泽兰20g，茯苓30g，猪苓20g，白术18g，益母草20g，大腹皮30g，车前子30g，玉米须3g。每日1剂，早晚2次。将大戟15g，甘遂15g，芫花15g，牵牛子25g，小茴香25g，冰片5g，研为细末，密封备用，使用时每次取50g，用蜂蜜适量调成膏状，摊于5cm×5cm纱布上，局部皮肤用安尔碘消毒后贴敷神阙穴，胶布固定，24小时换药1次。给予护肝、营养支持及利水治疗，若聚合酶链式反应检测乙型肝炎病毒NA定量＞（5.00 E+ 002）IU/L者，加用恩替卡韦分散片（润众，每片0.5mg，正大天晴药业股份有限公司生产，国药准字H20100019），每次0.5mg，每日1次。治疗48例，临床缓解13例，显效20例，有效12例。党中勤，党志博，王宇亮，等.黄芪泽苓颗粒口服联合逐水膏脐贴辅助治疗中重度乙型肝炎肝硬化腹水48例临床观察［J］.中医杂志，2018，59（16）：1396-1400.

神阙穴穴位贴敷辅助治疗肝硬化腹水。在常规临床治疗基础上，将牵牛子20g，半枝莲20g，甘遂20g，薏苡仁20g，莪术20g，红花10g，桃仁10g，大黄10g，冰片5g，生黄芪50g，共研细末，用食醋调制为糊状，在神阙穴进行外敷，每隔24小时换药1次。1个疗程是8日，在治疗期间利尿药不增加用量，并且不抽腹水。治疗30例，显效19例，有效9例。徐航，邓秀，邓润，等.中药穴位贴敷（神阙穴）联合中西医常规治疗肝硬化腹水的应用效果［J］.医学食疗与健康，2019，（18）：52，54.

中药外敷神阙穴联合电磁波治疗肝硬化腹水。将甘遂、猪苓、泽泻、芒硝、厚朴、木香、大腹皮、陈皮、白术、茯苓、黄芪、山药、丹参、三七等比例研末，用时取适量，与米醋、葱白取汁调成膏状，用时微波炉加热，置于纱布袋中，外敷神阙穴，胶布固定，电磁波预热后，照射1小时，每日2次，每24小时更换1次，10日1个疗程，一共治疗2个疗程。治疗40例，临床缓解35例，显效2例，有效1例。李思潮，邢陆，马大鹏，等.中药外敷神阙穴联合电磁波治疗肝硬变腹水80例［J］.河南中医，2016，36（5）：820-821.

神阙穴经皮给药联合TDP照射治疗肝硬化腹水。将甘遂、桂枝各 40g，牵牛子 70g，提取浓缩为浸膏，加上甘油、氮酮等基质制成 5cm×5cm 巴布贴 10 贴，置入密封袋，2～8℃保存备用。治疗时外敷神阙穴，贴敷 12 小时，每日 1 次；贴敷处 TDP 照射 15～20 分钟，每日 2 次。同时口服呋塞米 40～80mg/d、螺内酯 40～120mg/d；静脉滴注白蛋白 10g/d、还原型谷胱甘肽 1.2g/d。共治疗 21 日，50 例患者，显效 29 例，有效 17 例。徐霞，李跃，谢冬梅. 神阙穴经皮给药联合 TDP 照射治疗肝硬化腹水 50 例［J］. 浙江中医杂志，2017，52（5）：357.

中药内外合治肝硬化腹水。将甘遂、牵牛子、土鳖虫、小茴香、冰片按 2∶2∶2∶1∶1 比例研末，以米醋调匀，贴敷于神阙、期门穴，每日贴敷 8 小时，每日 1 次。口服中药，柴胡 10g，香附 10g，大腹皮 10g，白芍 15g，白术 20g，茯苓 15g，苍术 10g，薏苡仁 15g，黄芪 20g，丹参 20g，泽兰 15g，当归 15g，甘草 10g。气虚明显，加生晒参、党参；血瘀明显，酌加川芎、赤芍、牛膝；阳虚明显，酌加桂枝、肉桂；阴虚明显，酌加龟甲、石斛。每日 1 剂。4 周为 1 个疗程，连用 3 个疗程。治疗 50 例，显效 26 例，有效 21 例。王才党. 中药内外合治肝硬化腹水 100 例临床观察［J］. 中国中医药科技，2017，24（4）：469-471.

中药自拟方敷脐配合艾灸治疗肝硬化腹水。将黄芪、莪术、黄芩、防己、薏苡仁、牵牛子、桃仁、红花等量打粉，用温水和醋调和，做成直径约 8cm、厚约 1cm 的药饼，敷于神阙穴上，隔药艾灸，每日 2 次，每次 30 分钟，2 周时间为 1 个疗程。治疗 45 例，显效 27 例，有效 12 例。胡萍，张恩欣，李莉娟，等. 中药自拟方敷脐配合艾灸治疗肝硬化腹水临床研究［J］. 辽宁中医杂志，2017，44（8）：1733-1735.

艾灸联合神阙穴贴敷改善肝硬化腹水。在合理休息、活动、饮食的基础上予利尿和保肝治疗，温和灸神阙穴 15～20 分钟，隔日 1 次。取中药膏（生大黄 1000g，制甘遂 1000g，莱菔子 1000g，人工麝香 4g，沉香 200g，丁香 1000g，冰片 40g，研末，加入甘油调和成膏状）5g，外敷脐部，再用胶布固定，每日更换 1 次。每次艾灸时取下消胀贴膏，灸毕清洁皮肤再次贴敷消胀贴膏。治疗 30 例，治愈 21 例，显效 3 例，有效 5 例。董春玲，俞美定，陶茹，等. 艾灸联合神阙穴贴敷改善肝硬化腹水［J］. 长春中医药大学学报，2018，34（3）：525–527.

艾灸联合中药热罨包熨敷神阙及腹腔内注药治疗肝硬化腹水。将苏子、莱菔子、白芥子、吴茱萸各100g，制作成热罨包备用。温和灸神阙穴15～20分钟，隔日1次。把热罨包加热后，熨敷于神阙处，待温度降低后取下，每日熨敷1次，持续至出院。治疗35例，治愈15例，显效10例，有效7例。覃善君，杨新魁，刘水清，等.艾灸联合中药热罨包熨敷神阙及腹腔内注药治疗对肝硬化腹水疗效的影响［J］.黑龙江中医药，2020，（4）：147–148.

（三）肝硬化腹胀

温灸联合芒硝外敷治疗肝硬化腹胀。在原有肝硬化综合治疗的基础上，温和灸天枢（双侧）、神阙、足三里穴（双侧），每穴艾灸5分钟，每日1次。在施灸时，使患者局部有温热感而无灼痛，至皮肤稍起红晕为度，防止烫伤。将500g芒硝碾碎，放于棉布袋，平摊于患者腹部，每次敷1小时，每日2次，定期更换芒硝。治疗4周，46例患者，症状消失5例，有效20例。干秀萍，何碧云，桑海进，等.温灸联合芒硝外敷治疗肝硬化腹胀46例［J］.中国中西医结合消化杂志，2013，21（8）：436，441.

十四、胆囊炎

乐舒宁粉剂贴脐治疗胆囊炎。将柴胡、香附、川芎、党参、当归、陈皮等比例研末，装于布包，固定于患者脐部昼夜外敷，每日1换，治疗7日后，60例患者，显效26例，有效33例。刘安，梁红，王文娟，等.乐舒宁粉剂贴脐治疗胆囊炎的临床与实验研究［J］.山东中医杂志，1998，17（12）：542–543.

耳穴配合艾灸治疗慢性胆囊炎。用胆肾结石治疗仪（石家庄华行医疗器械厂生产，DJS–ⅢC型）夹持耳穴，右耳取肝、胆穴，左耳取脾、胃穴，时间30分钟，每日2次。治疗期间，艾条温和灸神阙穴30分钟，以皮肤温热发红为度，每日1次，治疗20日。80例患者，痊愈28例，好转

45例。王宗江，李福臻．耳穴配合艾灸治疗慢性胆囊炎80例［J］．中国针灸，2000，20（8）：500．

中药穴位贴敷治疗胆囊结石并胆囊炎。将生大黄100g，茵陈100g，金钱草60g，乌药30g，青皮60g，延胡索30g，威灵仙30g，莪术60g，郁金60g，乳香30g，冰片15g，芒硝100g，皂角刺30g，鸡内金60g，共研细末，取60g，以适量醋调成膏状，平摊在10cm×10cm和4cm×4cm两块纱布上，分别敷于胆囊体表投影区皮肤及神阙穴，贴敷前将贴敷部位局部消毒，贴敷处用胶布固定。以神灯照射20分钟，每日1次，24小时换药1次。10日为1个疗程，2个疗程间隔5日。2个疗程后进行疗效评价，治疗50例，治愈9例，显效15例，有效24例。密亚琦，单连美，王璐．中药穴位贴敷治疗胆囊结石并胆囊炎50例［J］．中医临床研究，2017，9（8）：64-65．

十五、胰腺炎

丁香开胃贴热敷神阙穴辅助治疗胰腺炎。在常规治疗基础上配合穴位贴敷：复方丁香开胃贴（广东省湛江市寸草制药有限公司）热敷神阙穴。使用前将药丸压扁并置于胶布护圈中，使药丸的直径小于胶布护圈，并将药丸少许加热后对准脐部贴敷12小时以上，每日1次，每次1贴；直至患者症状消失或CT复查显示坏死或渗出明显局限或消失。治疗4日，23例患者，显效15例，有效7例。刘洋，张金萍，于晓江．丁香开胃贴热敷神阙穴辅助治疗胰腺炎的疗效观察［J］．中国中医急症，2016，25（2）：340-342．

神阙穴外敷通腑散治疗急性胰腺炎伴胃肠功能障碍。将生大黄10g，厚朴10g，枳实10g，研末，用时取1g药末与1mL藿香正气水混匀，敷于患者脐部，最后用麝香壮骨膏覆盖，每24小时更换1次，持续7日，取得较好疗效。李凤舞，苗彬，张淑文，等．神阙穴外敷通腑散治疗急性胰腺炎伴胃肠功能障碍的前瞻性研究［J］．北京中医药，2016，35（12）：1099-1104．

十六、呃逆

神阙穴闪罐治愈顽固性呃逆。予神阙穴闪罐治疗，将酒精棉球点燃后深入罐中，快速取出，迅速将玻璃罐拔在神阙穴上，然后快速取下，如是重复。持续约5分钟患者皮肤充血潮红后结束治疗，嘱患者休息2日，避免贪凉饮冷。2日后再行神阙穴闪罐治疗1次。15日后随访，告知已痊愈，未再发。辛凤，周智梁.妙用神阙穴闪罐治愈顽固性呃逆1例［J］.河北中医，2013，35（2）：256.

针刺四关穴结合神阙闪罐治疗顽固性呃逆。毫针针刺四关穴（双侧合谷穴和太冲穴），行平补平泻手法，留针30分钟。起针后，用中号玻璃火罐对神阙穴进行闪罐，频率约为每分钟30次，以局部皮肤潮红、充血为度。每日1次，治疗3次后，29例患者，痊愈19例，有效9例。左甲，何佳.针刺四关穴结合神阙闪罐治疗顽固性呃逆29例［J］.光明中医，2010，25（7）：1249.

针刺人中配合穴位敷贴治疗顽固性呃逆。将半夏、厚朴、枳壳、砂仁、丁香、柿蒂、九香虫、槟榔、大黄、升麻等比例研末，用时取适量药末用温水调成糊状，敷于神阙穴上，外用贴膜固定，连续24小时局部敷贴，每日1次。同时针刺水沟穴，采用雀啄手法（泻法），以流泪或眼球湿润为度，留针30分钟。每日1次。治疗5日，35例患者，有效32例。栗丽娜，霍华英，康静.针刺人中配合穴位敷贴治疗顽固性呃逆70例［J］.山西职工医学院学报，2016，26（5）：55-56.

降逆止呃膏穴位敷贴治疗顽固性呃逆。将半夏、厚朴、枳壳、升麻、丁香、九香虫、龙骨、砂仁、小茴香、槟榔、大腹皮等比例研末，每次取6g。用姜汁6mL，调成约3cm×3cm、厚度约0.5cm的饼状，敷于神阙穴处，贴敷12小时，每日1次，7次为1个疗程。治疗30例，显效19例，有效6例，好转3例。王宝迎，陈园园，王海铭.降逆止呃膏穴位敷贴治疗顽固性呃逆的临床研究［J］.世界中西医结合杂志，2017，12（2）：241-244.

十七、反流性食管炎

神阙八阵穴罐法治疗反流性食管炎。从神阙穴开始，沿顺时针方向由内向外画圆，直到脐中旁开3寸处，以皮肤潮红为度，最后在神阙穴留罐5分钟，取得较好疗效。冒冬冬，申治富，向伟，等.神阙八阵穴罐法治疗反流性食道炎验案1则［J］.湖南中医杂志，2016，32（7）：116–117.

十八、胃炎

腹部隔姜灸治疗脾胃虚弱型慢性浅表性胃炎。将艾绒制成底1cm、高1.5cm、重0.5g的艾炷，将新鲜生姜切成约0.5cm厚的薄片，姜片中心处用针刺数孔，上置艾炷，置于中脘穴、双侧天枢穴、关元穴、神阙穴。艾炷燃尽，待余热散尽再换一炷，一般每次灸10壮，以局部潮红为度。每日1次，10日为1个疗程，疗程间休息1日，共治疗2个疗程。治疗50例，临床痊愈14例，显效21例，有效13例。周学寻，罗海英.腹部隔姜灸治疗脾胃虚弱型慢性浅表性胃炎疗效观察［J］.广西中医药大学学报，2013，16（2）：39–40.

艾灸治疗慢性非萎缩性胃炎。取神阙穴及双侧足三里穴，将艾条点燃后火头朝下插进灸盒内，分别用绷带将灸盒固定于神阙、双侧足三里穴处，通过通风孔随时观察艾条的燃烧情况，温度以局部有温热感而无灼痛为宜，可上下移动艾条高度调节艾灸盒内的温度。每穴灸40分钟，每日施灸1次，10日为1疗程，连续治疗3个疗程。治疗50例，显效28例，有效14例。杨晓全，贺广权.艾灸治疗慢性非萎缩性胃炎疗效观察［J］.实用中医药杂志，2019，35（2）：222–223.

加热十香止痛贴穴位贴敷治疗脾胃虚寒型慢性胃炎。将丁香、沉香、檀香、木香、茴香、香附、肉桂、川芎、桂枝、藿香，按等量粉碎，研细并混合均匀，制成散剂。用时取10g药粉加麻油10～12mL调和，制成软膏剂，以不流滴为度，将调好的膏药放进烤箱烘烤，40℃加热10分钟。取出膏药立即敷在神阙穴，大小以填平脐部为宜，外用敷贴固定，每次贴6小时，每日1次。同时口服中药，黄芪15g，桂枝6g，干姜10g，白芍15g，法半夏9g，陈皮6g，党参12g，茯苓12g，炙甘草6g，大枣6枚。每日1剂，分2次服用。连续7日为1疗程，共2个疗程。治疗40例，痊愈8例，显效14例，有效15例。陈慧，陈碧贞，何炎琴.加热十香止痛贴穴位贴敷治疗脾胃虚寒型慢性胃炎40例［J］.福建中医药，2014，45（4）：38-39.

三伏天灸治疗虚寒型胃炎。将鲜姜片切成直径3～5cm、厚约0.5cm的薄片，中间以针刺数孔，然后将姜片置于神阙穴，上置大艾炷（底面直径和高均为1cm），用线香从上端点燃艾炷，灸至皮肤呈潮红为度。每次3～5壮，每年三伏天施灸，每日灸治1次，10日为1疗程，每周治疗5日，周末休息，共治疗20次。治疗60例，治愈40例，显效20例。冶尔西.三伏天灸治疗虚寒型胃炎60例［J］.针灸临床杂志，2012，28（9）：47-48.

艾灸神阙穴辅助治疗胃脘痛。予抑制胃酸分泌、保护胃黏膜、增加胃动力等常规治疗。温灸盒灸神阙穴20～30分钟，每日1次，7次为1个疗程，一个疗程结束后休息2日继续下一个疗程。治疗43例，显效26例，有效13例。刘克勤.艾灸神阙穴辅助治疗胃脘痛的效果观察［J］.光明中医，2017，32（8）：1153-1154.

特色脐疗法治疗虚寒证胃脘痛。特色脐疗法治疗：穴位选择神阙、足三里。贴敷药物：黄芪建中汤合理中汤加减。将黄芪、党参、桂枝、干姜、白术、法半夏、陈皮、茯苓、丹参、当归、吴茱萸、延胡索等比例共研成粉，用等量饴糖配合生姜汁将药粉调成糊状，制成直径约3cm、厚约0.8cm的药饼，中间以针穿数孔，将药饼置于神阙穴上，再将艾炷灸于药饼上，每次1～2壮，同时配以温和灸足三里，每穴灸20分钟，灸毕，清洁神阙穴后，再换一个药饼外敷神阙穴处，用胶布固定，留置8小时；隔日1次，10日为1个疗程，共治疗3个疗程（其间避免生冷及刺激、油腻饮食，避免饮用酒、浓茶、咖啡等）。治疗70例，痊愈18例，显效25

例，有效 26 例。孙凌蓉，黄米雪，吴春扬.特色脐疗法治疗胃脘痛（虚寒证）的临床研究［J］.中国中医急症，2017，26（6）：1044-1046.

隔盐隔姜灸神阙穴配合针刺治疗虚寒型胃脘痛。患者取仰卧位，先将边长 5cm 左右的纱布置于神阙穴（肚脐），倒入适量盐于纱布上，约平肚脐，再将直径 3cm 以上的偏大个鲜姜切成 0.3～0.5cm 厚片，在姜片上用止血钳戳数个小孔，然后把做好的直径约 3cm 圆锥形艾炷放到姜片上，将有艾炷的姜片放在盐上，这样神阙穴上第一层是纱布，第二层是盐，第三层是姜片，最上面艾炷。点燃艾炷，以皮肤感到温热且不造成皮肤损伤为度。治疗过程中若患者感觉温度过高，则可通过加垫姜片或挪动纱布和盐来避免烫伤。其间针刺中脘、内关、足三里，待 30 分钟左右艾绒燃尽，连同纱布一起将盐、姜、燃过的艾绒灰移开，取出其他穴位的针灸针即可。治疗频率均为隔日 1 次，10 日为 1 个疗程，疗程间休息 1 周，共治疗 3 个疗程。治疗 37 例，治愈 19 例，好转 16 例。蒋丽华.隔盐隔姜灸神阙穴配合针刺治疗虚寒型胃脘痛临床观察［J］.医学理论与实践，2018，31（1）：54-56.

十九、胃下垂

隔药饼灸治疗胃下垂。将附子 6g，肉桂 6g，丁香 6g，党参 6g，黄芪 6g，白术 6g，香附 3g，陈皮 3g，麦芽 3g，桑寄生 3g，升麻 3g，共研细末，用鲜姜汁调和成大约直径 2.5cm、厚 0.5cm 的圆形药饼置于中脘、神阙穴，上置大艾炷，施灸，每穴灸 5 壮，每日 1 次，10 次为 1 个疗程，一共 3 个疗程。治疗 50 例，痊愈 37 例，好转 11 例。吴长岩.隔药饼灸治疗胃下垂［J］.中医外治杂志，1997，（5）：28.

二十、胃瘫

"胃动方"神阙穴敷贴治疗胃瘫。将木香 12g，厚朴 18g，莱菔子 12g，枳实 18g，赤芍 16g，冰片 2g，研成细末，用醋调成糊状，外敷神阙穴，以敷料胶布固定，每日更换 1 次，1 周为 1 个疗程。治疗 26 例，治愈 18 例，好转 5 例。宋易华，兴伟，徐志峰，等."胃动方"神阙穴敷贴治疗胃瘫临床观察［J］.中国中医基础医学杂志，2012，18（11）：1255-1256.

二十一、克罗恩病

火针点刺神阙穴治疗克罗恩病。用碘伏擦净脐部污垢，反复擦拭 3 遍，确保洁净，选用 0.4mm×40.0mm 规格细火针，酒精灯将针尖烧红后快速点刺神阙穴，浅刺 1 ～ 2 分，碘伏消毒。隔日 1 次，连续治疗 30 日，取得较好疗效。郑霞.火针点刺神阙穴治疗克罗恩病疗效观察［J］.浙江中医杂志，2015，50（8）：608-609.

二十二、胃肠功能紊乱

神阙穴贴敷治疗胃肠功能紊乱。取吴茱萸 20g，生姜 10g，藿香 5g，食盐少许和食醋一起炮制 5 ～ 10 分钟后，制成脐贴药饼，放入制作好的纱布袋内封口，微波炉加热后（温度以患者能耐受即可）贴敷神阙穴，然后将红外线灯以脐为中心局部照射，红外线灯与治疗部位之间距离 20 ～ 30cm，每次治疗时间为 20 ～ 40 分钟，每日 1 ～ 2 次，3 ～ 7 日为 1 个疗程。治疗 89 例，显效 80 例。段炜，孙鹃，杨爱华，等.神阙穴贴敷治疗武警官兵胃肠功能紊乱的临床评价［J］.武警医学院学报，2010，（2）：123-124，127.

脾胃培元散治疗老年重症肺炎患者胃肠功能障碍。在常规治疗基础上，加用药袋（党参 6g，细辛 3g，川椒 3g，川芎 6g，香附 10g，炒吴茱萸 5g，白芷 10g，当归 10g，川楝子 6g，高良姜 10g，白芍 10g，冰片 1g，打粉后混合，装入大小约 20cm×10cm 的布袋）敷神阙穴，并予神灯照射药袋 40 分钟，每日 1 次，7 日为 1 个疗程。可改善患者的胃肠道功能，促进胃肠功能恢复，减轻病情严重程度。许绍珍，李学兵，胡军，等.脾胃培元散治疗老年重症肺炎患者胃肠功能障碍的临床研究［J］.中医临床研究，

2020, 12（22）：103–105.

隔药饼脐灸治疗脾胃虚寒证功能性消化不良。用黄酒把吴茱萸、肉桂、干姜药粉按1∶1∶1的比例和开，制作药饼，同时在药饼外加一层用面粉制作的面圈，使整个药饼直径达到5cm。制作高5cm、底面直径5cm的圆锥形艾塔，可燃烧30分钟，使艾火的热力渗透更加持久。患者取仰卧位，把制作好的药饼搁置在神阙穴（肚脐）上，同时点燃艾塔的尖端及底面，放置在药饼上。其间若患者感觉灼热，可在药饼底面垫一小棉垫，一共施灸30分钟。隔日治疗1次，每周治疗3次，一共治疗4周。治疗45例，有效42例。陈敏军，林谋德，罗春燕，等.隔药饼脐灸治疗脾胃虚寒证功能性消化不良的临床疗效观察［J］.广州中医药大学学报，2019，36（9）：1394–1397.

应用腹针结合神阙拔罐治疗功能性消化不良。腹针针刺中脘、下脘、气海、关元、天枢、大横。中脘、下脘、气海、关元宜深刺，即将针刺入较深的皮下组织中，深度以患者的感觉为度；天枢、大横宜中刺，即将针刺入腹部的脂肪层中，进针到一定深度后做轻捻转、慢提插动作1～2分钟，留针30分钟。起针后神阙拔罐15～20分钟。每日1次，共3次，明显改善餐后饱胀不适、早饱感、上腹痛、上腹烧灼感等消化不良反应。赵海娟，魏清琳.魏清琳应用腹针结合神阙拔罐治疗功能性消化不良经验［J］.中国民间疗法，2020，28（16）：22–23.

二十三、药物性胃肠道反应

半夏干姜散外敷神阙穴治疗静脉镇痛泵引起胃肠道反应。取半夏与干姜按1∶1比例研磨成粉，取3～5g包于纱布内，外敷神阙穴，每日2次，每次外敷1小时，从手术当日开始外敷，连续治疗3日。治疗50例，完全控制16例，部分控制29例，轻微控制4例。宋彩芳，李卫琴，张娅娅.半夏干姜散外敷神阙穴对静脉镇痛泵引起胃肠道反应的疗效观察［J］.浙江中医杂志，2019，54（7）：505.

槟木香散贴敷神阙穴联合蒙脱石散防治阿奇霉素致胃肠道反应。于静脉滴注阿奇霉素前 30 分钟温水冲服蒙脱石散（海南海力制药有限公司），每次 3g，每日 1 次。将高良姜、槟榔、沉香、木香等份，打细粉混匀，用时取药粉 50g 以温水加蜂蜜调成糊状，静脉滴注阿奇霉素前 30 分钟贴敷于神阙穴上（厚度 0.2 ～ 0.4cm，温度适中，敷药范围超过神阙穴 1 ～ 2cm），以敷料和胶布固定，持续至滴注完成后 2 小时，每日 1 次。7 日一个疗程。可有效减少恶心、呕吐、腹痛、腹泻等胃肠道反应的发生率，减轻不良反应程度，促进胃肠道症状的消除。张丽 . 槟木香散贴敷神阙穴联合蒙脱石散防治阿奇霉素致胃肠道反应临床研究［J］. 新中医，2020，52（2）：152–154.

二十四、急腹痛

针刺神阙穴治疗急腹痛。针前进行严格消毒，进针点选在脐窝下边缘中点与腹壁皮肤成角处，即时针的 6 点位置。进针方向应斜向脐下腹壁肌层内刺入，深 5 ～ 8 分，勿令透入腹腔，以免刺伤小肠。手法切忌粗暴，以平补平泻法为主。进针后持续行针 3 ～ 5 分钟，然后每隔 5 ～ 10 分钟行针 1 次，留针 30 分钟。治疗 48 例，治愈 34 例，好转 13 例。李洪武 . 针刺神阙穴治疗急腹痛［J］. 中国针灸，1996，16（9）：26.

二十五、慢性肠炎

耳穴贴压配合隔姜灸治疗慢性肠炎。王不留行籽贴压耳穴神门、交感、大肠、小肠、脾、胃、皮质下、肺，每日按压 3 次，3 日更换，两耳交替进行，10 次为 1 疗程。同时隔姜灸神阙穴，艾炷大小为直径约 1.5cm、高约 2cm，每次灸 6 壮，隔日治疗 1 次，10 次为 1 个疗程。治疗 30 例，痊愈 18 例，好转 11 例。丁宏燕 . 耳穴贴压配合隔姜灸治疗慢性肠炎［J］. 中国针灸，2001，21（6）：353.

二十六、溃疡性结肠炎

神阙八阵穴艾灸配合中药灌肠治疗溃疡性结肠炎。将薏苡仁15g，附子5g，败酱草15g，白芍10g，大黄3g，秦皮15g，炙甘草5g，肉桂6g，槟榔10g，木香6g，当归10g，升麻6g，柴胡6g，乌梅12g，威灵仙12g，煎出汤剂100mL，分装2袋，每袋50mL。患者每次50mL，每日2次，保留灌肠。给予神阙八阵穴热敏灸，先灸地坤（关元穴），然后以顺时针方向依次进行。将点燃的艾条悬灸，以患者的耐受度调节悬灸的高度，每个穴位灸5分钟，共灸40分钟，每日1次。治疗6周，45例患者，痊愈18例，显效19例，有效5例。常玉洁，吴艳红，董雪莲，等.神阙八阵穴艾灸配合中药灌肠治疗溃疡性结肠炎的随机对照研究［J］.四川中医，2017，35（5）：199-202.

紫及灌肠液联合穴位贴敷治疗湿热蕴肠型溃疡性结肠炎。使用紫及灌肠液灌肠，每日临睡前行保留灌肠1次。将白头翁15g，秦皮15g，黄连15g，黄柏15g，研末，配合紫草膏调成膏状，每次取用3g放置于5cm×5cm穴位贴上，贴敷神阙穴，时长不超过4小时，每日1次。有效改善腹痛、腹泻、黏液脓血便症状，取得满意疗效。许璐，林晶，柯敏辉.紫芨灌肠液联合穴位贴敷治疗湿热蕴肠型溃疡性结肠炎疗效观察［J］.临床合理用药，2019，12（7）：68-69.

二十七、放射性肠炎

针刺结合神阙穴隔盐灸治疗放射性肠炎。取纯净、干燥、微炒温之细白盐纳入脐中，在盐上放一薄姜片，于薄姜片上置中等大小艾炷，点燃，待患者感烫热不能耐受时更换艾炷，灸3～5壮，以局部皮肤潮红不起疱为度。在隔盐灸同时进行针灸治疗，针刺天枢、关元、气海、大赫、气穴、足三里、三阴交、上巨虚、曲池、合谷，曲池、合谷施以平补平泻法，余诸穴施捻转补法，得气后，留针30分钟。每日1次，连续15日为

1个疗程，取得较好疗效。陈晓璐，吴明霞.针刺结合神阙穴隔盐灸治疗放射性肠炎验案一则紫芨灌肠液联合穴位贴敷治疗湿热蕴肠型溃疡性结肠炎疗效观察［J］.按摩与康复医学，2020，11（6）：13-14.

二十八、肠易激综合征

艾灸神阙穴配合中药治疗腹泻型肠易激综合征。温和灸神阙穴15分钟，以皮肤红晕为度，每日1次。配合口服中药（炒白芍30g，炒白术15g，石决明30g，乌梅、芡实、延胡索各15g，山药20g，炙甘草9g），每日1剂，分2次早、晚饭后服用。治疗30日。50例患者，治愈16例，显效20例，有效10例。杨茜湄.艾灸神阙穴配合中药治疗腹泻型肠易激综合征的临床观察［J］.针灸临床杂志，2016，32（6）：16-18.

神阙穴隔姜隔药灸治疗腹泻型肠易激综合征。将党参、荜茇、肉桂、丁香按1.5∶1∶1∶1比例研末，用时取7～8g，加入少许黄酒和成泥丸状，放置于神阙穴，上覆约0.5cm厚度的生姜片，取直径2cm、高4cm艾炷（江苏康美制药有限公司生产，国药准字Z32020253，规格：25g×10支/盒）放置于生姜片上，以不起疱为原则进行艾灸，每日1次，疗程为1个月。治疗30例，痊愈5例，显效19例，有效6例。苏冬梅，李树斌，白桦.神阙穴隔姜隔药灸治疗腹泻型肠易激综合征30例临床观察［J］.世界中医药，2017，12（5）：1141-1143.

神阙穴隔姜灸治疗腹泻型肠易激综合征。将党参、荜茇、肉桂、丁香按1.5∶1∶1∶1比例混合，研末备用。每次取约10g加入少许黄酒制成泥丸状，放置于神阙穴，上覆盖约0.5cm厚度的生姜片，取直径2cm高4cm艾炷（江苏康美制药有限公司，批号：国药准字Z32020253，规格：25g×10支/盒）放置于生姜片上以不起疱为原则进行艾灸，每日1次，每次30分钟，疗程3个月，取得较好疗效。苏冬梅，刘新平，黄静娟，等.神阙穴隔姜灸对腹泻型肠易激综合征患者肠道双歧杆菌影响［J］.辽宁中医药大学学报，2018，20（5）：135-137.

针灸治疗腹泻型肠易激综合征。针刺内关、天枢、三阴交、足三里、上巨虚、太冲，得气后以上诸穴均施平补平泻法，留针30分钟。行针后在神阙穴上施隔姜灸，将准备好的新鲜生姜切成厚约0.5cm、直径约2cm的片状，在生姜片上穿出数个小孔，以利艾灸热量可以透达腹部，将姜片放置于神阙上。0.5g圆锥形艾炷放置于姜片上，点燃，每次灸3壮，约20分钟。每日1次，每周5次，5次为1个疗程，连续治疗2个疗程，疗程期间休息2日。治疗30例，治愈13例，显效7例，有效3例。杨敏，周利，徐派的，等.针灸治疗腹泻型肠易激综合征的临床研究［J］.上海针灸杂志，2018，37（11）：1246-1249.

桂芍巴布剂敷神阙穴治疗腹泻型肠易激综合征。将肉桂5g，白芍15g，木香6g，细辛5g，白芷10g，乳香10g，冰片3g，干姜5g，研末用醋调和成膏状，贴敷于神阙穴，每日1次，每次8小时。治疗53例，显效34例，有效12例。章细霞，张伟，王婧涵，等.桂芍巴布剂敷神阙穴治疗腹泻型肠易激综合征53例总结［J］.湖南中医杂志，2019，35（1）：87-88.

艾灸结合中药治疗腹泻型肠易激综合征。口服痛泻要方，白术15g，白芍10g，陈皮6g，防风10g。腹痛甚者，可倍白芍并加延胡索10g；腹胀甚者，加厚朴、木香各10g；腹泻甚者，重用白术（可加至30g）并加升麻6g；水样便，加茯苓15g；食欲不振者，加焦三仙或鸡内金10g；嗳气者，加旋覆花10g（包煎）；胸胁胀闷者，加川楝子10g；情绪不畅者，加郁金、合欢皮10g。每日1剂。同时采用温灸盒灸神阙穴20分钟，以患者皮肤微红为度，每日1次。治疗2周，20例患者，痊愈3例，显效11例，有效4例。方晓仪.艾灸结合中药治疗腹泻型肠易激综合征临床研究［J］.中国社区医师，2020，36（17）：99-100.

针刺配合隔盐灸治疗脾虚型腹泻型肠易激综合征。采用毫针针刺天枢、水道，要求缓慢垂直深刺至肌层、腹膜壁层，医者能感受到针下滞涩感而无落空感（不突破腹膜脏层），以患者耐受为度，不提插捻转，如不慎突破腹膜，嘱患者放松腹部肌肉，缓慢将毫针退出。上巨虚、阴陵泉直刺1.5～2寸，太冲、复溜、内关斜刺0.5～1寸，四神聪平刺0.5～1寸，针刺得气后不提插捻转。取同侧天枢、太冲接电针治疗仪，采用疏密波，以患者能耐受最大量为度，留针25分钟。留针期间取神阙穴行隔盐灸治疗，用适量干燥纯净的食用盐末将脐部填平，再将艾炷置于盐末上，共灸7壮。每周治疗5次，1周为1个疗程，治疗6个疗程。31例患者，治愈5例，显效16例，有效6例。陈茜，周愉，张孟，等.针刺配合隔盐灸治疗脾虚型腹泻型肠易激综合征疗效观察［J］.上海针灸杂志，2021，40（4）：400-405.

艾灸神阙穴配合痛泻要方治疗肝郁脾虚型肠易激综合征。采用温和灸神阙穴，距离皮肤2～3cm，使患者局部有温热感为宜，每次施灸约15分钟，每日1次，以皮肤红晕为度。同时口服中药，防风10g，炒陈皮10g，炒白芍9g，炒白术9g，随症加减，剂量也可以适当调节。腹痛者，加延胡索；腹胀者，加木香、香附；久泻不止者，加炒升麻；失眠、烦躁者，加合欢皮、远志、首乌藤。每日1剂，分2次服用。疗程为28日。83例患者，治愈40例，显效29例，有效10例，复发11例。黄方良.艾灸神阙穴配合痛泻要方治疗肝郁脾虚型肠易激综合征临床观察［J］.广州中医药大学学报，2019，36（8）：1204-1208.

针刺联合隔盐隔姜灸神阙穴治疗脾肾阳虚型腹泻型肠易激综合征。针刺关元、气海、命门、天枢（双侧）、脾俞（双侧）、肾俞（双侧）、足三里（双侧）、上巨虚（双侧），针刺得气后均行提插捻转补法，以患者能耐受且各穴局部出现酸、麻、胀感，或传导放电感为佳，留针30分钟，每5分钟行提插捻转补法1次，每日治疗1次。针刺拔针后，嘱患者平卧于治疗床，充分暴露肚脐，将少许食盐铺满于肚脐，再将带针孔的生姜片放置于肚脐上，然后将艾绒捏成高3～4cm、直径约3cm的圆锥形艾炷，平放于生姜片上，点燃艾炷施灸，使其充分燃尽后，易炷再行施灸，直至灸完3壮。每日1次，5日为1个疗程，疗程间休息2日，4个疗程后统计临床疗效。治疗30例，治愈10例，显效10例，有效8例。邓剑勇，朱慧君.针刺联合隔盐隔姜灸神阙穴治疗脾肾阳虚型腹泻型肠易激综合征临床研究［J］.河北中医，2019，41（9）：1415-1418.

乌梅丸联合中药敷贴治疗寒热错杂型腹泻型肠易激综合征。将白芥子、吴茱萸、肉桂、厚朴、柴胡、防风等比例共研细末，备用。每次取适量用食醋调成团，敷贴于神阙穴上，用胶布固定，每次 6 小时，每日 1次。同时口服中药乌梅 15g，川椒（去目）5g，细辛 3g，黄连 5g，黄柏10g，干姜 10g，淡附片 10g，桂枝 10g，党参 15g，当归 10g。泄泻重者，当归炒用或不用；腹痛甚者，加沉香 5g，延胡索 15g；上焦热象明显，则黄连、黄柏各 8g；大便夹脓血，加地榆 15g；腹胀甚，加防风 15g，羌活10g；肢冷甚，则细辛、川椒各 8g，桂枝 10g。每日 1 剂，分早晚各服 1次。治疗 4 周，40 例患者，显效 22 例，有效 15 例。骆洁恒，肖波，郑春霞．乌梅丸联合中药敷贴治疗寒热错杂型腹泻型肠易激综合征［J］．湖北中医杂志，2016，38（4）：32-33.

二十九、肠梗阻

大黄粉贴敷神阙穴治疗单纯性肠梗阻。取大黄粉加少量白醋，调成面团状，用生理盐水清洁脐部，取 1.5g 药膏贴敷于神阙穴（脐部），并用胶布固定，使患者有胀感或痒感，每日贴敷 2 次，每次 4～6 小时，使用至患者肛门出现排气、排便。医者点揉气海、中脘、天枢穴，每穴各 1 分钟；再将右手平放于中腹，稍用力顺时针揉动 10～15 分钟，令腹内有热感为佳。按揉时嘱患者尽量放松腹肌，条件允许可屈曲双下肢，每日 2次。治疗 20 例，治愈 17 例。唐建娟．大黄粉贴敷神阙穴治疗单纯性肠梗阻20 例［J］．浙江中医杂志，2017，52（1）：24.

运用朱良春"丁桂硝黄散"外敷治疗肠梗阻。将丁香 60g，肉桂 20g，生大黄 30g，芒硝 30g，冰片 8g，研成细粉。用时取适量药粉与大蒜同捣，制成直径 15cm、厚 2cm 的药饼，敷于神阙穴。取食盐 1kg 装入布袋内，加热后放在药饼上。如药饼干燥或超过 12 小时，需更换药饼，治疗取得满意疗效。刘西强．运用朱良春"丁桂硝黄散"外敷治疗肠梗阻体会［J］．上海中医药杂志，2014，48（12）：68-69.

神阙穴位贴敷治疗急性不全肠梗阻。将吴茱萸 20g，生姜 10g，藿香5g，食盐少许和食醋一起炮制 5～10 分钟后制成药饼，并放入微波炉中加热后贴敷神阙穴（温度以患者能耐受即可），然后将红外线治疗仪以脐为中心局部照射，温度以患者能耐受为度，红外线治疗仪与治疗部位之间距离 20～30cm，每次治疗时间为 20～40 分钟，3～7 次为 1 个疗程。用药后 30 分钟腹痛减轻、消失者 21 例，2 日腹痛减轻、消失者 28 例，3 日腹痛减轻、消失者 27 例。段纬，杨爱华，孟红涛，等．神阙穴位贴敷治疗急性不全肠梗阻 77 例［J］．陕西中医，2013，34（3）：347.

中药贴敷联合穴位注射治疗不完全性肠梗阻。将大黄 12g，厚朴 12g，枳实 9g，芒硝 9g，研细末，用姜汁将药粉调匀，制成直径 3cm 圆形药饼敷于神阙穴，固定。腹部外用通络宝（湖南省健缘医疗科技有限公司提供）加热 60 分钟，贴敷，每日 1 次。常规消毒穴位后，用 5mL 注射器带 6 号针头吸取维生素 B_1 注射液（华中药业股份有限公司，批号为 20190183，规格为 100mg：2mL）+ 维生素 B_6 注射液（天方药业有限公司，批号为 20190308，规格为 50mg：1mL），分别垂直刺入足三里穴 0.8 寸、中脘穴 0.5 寸、天枢穴 1 寸，回抽无血后，将药液（每穴约 0.6mL）缓慢注入穴位，每日 1 次。治疗 20 例，治愈 3 例，好转 14 例。邓玉玲，李娇．中药贴敷联合穴位注射治疗不完全性肠梗阻的临床效果［J］．中国当代医药，2019，26（33）：143–149.

神阙穴中药敷贴治疗粘连性肠梗阻。将大黄 20g，厚朴 20g，枳实 20g，莱菔子 15g，木香 15g，赤芍 15g，冰片 6g，研成细末，用香油调成稠糊状，以不流淌为度，外敷神阙穴，以塑料薄膜封包外固定，每日更换 1 次。治疗 7 日后，36 例患者，治愈 26 例，好转 8 例。宋易华，陈霄，马云龙．神阙穴中药敷贴治疗粘连性肠梗阻 36 例［J］．河北中医，2011，33（11）：1690–1691.

三十、肠麻痹

吴莱散敷贴神阙治疗胸腰椎骨折后肠麻痹。将吴茱萸、莱菔子等比例研末，用时取 10g，用醋调敷贴神阙，每日 1 贴，每贴 8～12 小时，3 日为 1 个疗程。治疗 2 个疗程，50 例患者，痊愈 43 例，显效 4 例，有效 2

例。朱华，王懋成，吴楚光，等.吴茱散敷贴神阙治疗胸腰椎骨折后肠麻痹50例［J］.河南中医，2016，36（6）：1030-1031.

三十一、腹泻

神阙穴填药法治疗慢性腹泻。将桂附理中丸适量、砂仁粉适量，加少量白酒捏合，干湿适度，填脐，胶布固定，每日1换，一般使用2～5日。治疗31例，治愈21例，好转8例，无效2例。武志鹏.神阙填药法治疗慢性腹泻的应用［J］.杏林中医药，2010，30（12）：1075.

温针灸配合吴茱萸贴敷神阙穴治疗慢性腹泻。将吴茱萸细粉5g，用黄酒调成干湿适宜的糊状，放入神阙穴中，用无纺布敷料贴覆盖、固定，每次6小时，隔日更换1次，2周为1疗程。温针灸中脘、天枢、足三里、上巨虚，提插捻转得气后，将2cm艾炷置于针尾并固定，点燃艾炷，使热力通过针身传入体内，以患者局部有温热感为宜。每个穴位灸3壮。每日1次，2周为1疗程。治疗46例，痊愈18例，有效27例。王成岩，刘军，孔令丽，等.温针灸配合吴茱萸贴敷神阙穴治疗慢性腹泻的临床观察［J］.中国中医药科技，2020，27（1）：108-109.

隔药灸脐联合穴位贴敷对慢性泄泻。将补骨脂、吴茱萸、肉豆蔻、五味子、白术、茯苓等比例研末，密封备用。取面粉以温开水调成圈状，其内径与患者脐直径相同，置于神阙穴，再将备好的药末均匀地填满脐部，将大艾炷（艾炷大小与面圈内径相同，直径约1.5cm，高约2cm，根据患者的肚脐大小可有所不同）置于药末上，施灸，连续施灸10壮，约90分钟。灸后保留肚脐内药末，用医用无纺布敷贴固封神阙穴，1日后揭下，每周3次。将熟附块、巴戟天、补骨脂、麻黄、丁香、吴茱萸、肉桂、桑寄生、淫羊藿等比例研末，密封备用。取适量药末用姜汁调制成稠糊状，做成直径2cm的锥状药饼，贴敷于患者双侧脾俞、胃俞、大肠俞穴位，每次保留4～6小时，每周3次。共治疗4周，取得较好疗效。王庆军.隔药灸脐联合穴位贴敷对慢性泄泻患者腹痛视觉模拟评分的影响［J］.社区医学杂志，2016，14（4）：53-55.

参苓白术散合神阙穴隔姜灸治疗脾虚型泄泻。口服中药，党参12g，炙甘草3g，茯苓10g，白术10g，白扁豆12g，山药15g，砂仁6g，桔梗10g，薏苡仁12g，莲子肉9g，每日1剂，早晚各1次饭前温服。取新鲜生姜，沿纤维纵向切成直径2～3cm、厚度0.2～0.3cm的姜片，中间用三棱针穿刺数孔，将其放在神阙穴上，艾炷置于姜片上点燃，待艾炷燃尽后更换艾炷再灸，每次更换5壮艾炷，每日1次，上述治疗2周为1个疗程，连续治疗2个疗程。治疗65例，治愈28例，好转33例。司莉莉.参苓白术散合神阙穴隔姜灸治疗脾虚型泄泻65例［J］.广西中医药,2017,40(3):41-42.

伏阳灸穴贴法治疗中老年脾肾阳虚证泄泻。伏阳灸即分别于头伏、中伏、末伏隔姜灸中脘、天枢（双）、神阙、关元、脾俞（双）、肾俞（双），灸至皮肤潮红、湿润为度，15～30分钟，2组穴位交替进行，连灸3日。同时每伏头天穴位贴敷（黄芪、吴茱萸、附子、防风、白术、延胡索、细辛）神阙、中脘、脾俞、肾俞。治疗30例，痊愈15例，显效13例，有效1例。张亚菊，李佳明.伏阳灸穴贴法治疗中老年脾肾阳虚证泄泻［J］.长春中医药大学学报，2013，29（5）：882-883.

温针灸配合隔物灸治疗五更泻。针刺神阙、关元、命门、天枢（双）、肾俞、大肠俞、足三里、三阴交。温针灸关元、天枢、足三里，每穴3壮，每壮5～6分钟，并针刺大肠俞、三阴交，留针20分钟。起针后，神阙穴使用隔盐灸，肾俞、命门使用隔附子饼灸。每穴6壮，每壮5～6分钟，每日1次，连续15日为1疗程，1疗程结束后休息3日。2个疗程后判断结果，46例患者中，治愈26例，好转18例，无效2例。张华.温针灸配合隔物灸治疗五更泻46例［J］.光明中医，2015，30（2）：338-339.

艾灸神阙穴合四神丸治疗顽固性五更泻。在神阙穴先放置食用盐，在盐上放置约0.2cm厚的鲜生姜片，在鲜生姜上放置底径约1cm、高1.5cm的艾炷，灸5～7壮，隔日1次。同时服四神丸，每日2次。10日为1疗程，连续治疗，4个疗程，取得较好疗效。胡皓.艾灸神阙穴合四神丸治疗顽固性五更泻45例［J］.杏林中医药，2011，31（10）：1001-1002.

穴位敷贴中脘、神阙穴治疗寒湿型呕吐腹痛腹泻。将丁香 10g，白豆蔻 10g，苍术 10g，研末，白醋或凡士林调敷成丸状，直接贴于中脘、神阙，4～6 小时后取下，每日 1 次。治疗 30 例，显效 21 例，有效 9 例，无效 0 例。陈娜. 穴位敷贴中脘神阙穴治疗寒湿型呕吐腹痛腹泻的疗效观察 [J]. 基层医学论坛，2020，24（26）：3821-3822.

艾灸神阙治疗肠内营养相关性腹泻。常规治疗基础上，将艾条点燃后对神阙穴施灸，距离皮肤 2～3cm，以局部潮红为度，避免烧烫伤，每日 2 次，每次 15 分钟。治疗 3 日后，治疗 23 例，治愈 12 例，显效 8 例，有效 2 例。崔竹. 艾灸神阙治疗肠内营养相关性腹泻疗效观察 [J]. 实用中医药杂志，2013，（8）：676.

复方吴茱萸散外敷预防抗菌药物相关性腹泻。在《中国成人社区获得性肺炎诊断和治疗指南（2016 年版）》给予抗菌药物治疗及常规对症支持治疗基础上，配合穴位外敷。将吴茱萸 15g，公丁香 10g，川椒、干姜各 6g，研细末，每次取 3～4g 粉末用少量食醋调和成糊状，覆于神阙穴上，以透明敷贴或塑料薄膜与防过敏胶布覆盖固定，每日更换 1 次，治疗 10 日，取得良好疗效。罗奚斌，欧阳侃. 复方吴茱萸散外敷预防抗菌药物相关性腹泻的临床观察 [J]. 浙江中医杂志，2017，52（7）：501.

中药敷神阙穴治疗艾滋病腹泻。人参 20g，白术 15g，扁豆 10g，茯苓 10g，木香 10g，砂仁 10g，陈皮 15g，吴茱萸 10g，肉桂 5g，丁香 5g，黄连 10g，补骨脂 10g，白芍 15g，防风 10g，上述药物共碾为细末，用米醋调和成稠糊状，每晚取一小汤匙，用清水洗净脐窝后，把药糊平敷脐上，取多层纱布覆盖其上，用电熨斗或热水袋加热，温度以患者能忍受为宜。每日 1 次，贴敷不少于 1 小时，7 日为 1 疗程，间隔 1 日可进行下一疗程。同时让患者每晚搓揉足三里、关元两穴。每穴搓揉 10 分钟。治疗期间禁食生冷、荤腥、油腻、辛辣食物。治疗 3 疗程后，21 例患者，痊愈 16 例，显效 3 例。范中营. 中药敷神阙穴治疗艾滋病腹泻临床观察 [J]. 中医学报，2011，26（10）：1162-1163.

中药联合艾灸治疗艾滋病腹泻。口服中药，党参 30g，黄芪 20g，补骨脂 30g，淫羊藿 20g，白术 15g，茯苓 30g，山药 30g，木香 10g，砂仁 12g，黄连 9g，黄芩 12g，柴胡 12g，白芍 12g，甘草 20g，每日 1 剂，分两次服用。温和灸神阙、天枢、足三里、关元、中脘、命门，每穴 5～10 分钟，至皮肤潮红，每日 1 次。7 日为 1 个疗程，共治疗 2 个疗程。治疗 60 例，缓解 26 例，好转 21 例。*马玉红.中药联合艾灸治疗艾滋病腹泻 60 例 [J].中医研究，2014，27（6）：64–65.*

隔盐灸神阙穴治疗大便失禁。取神阙穴，隔盐灸治，每日 1 次，每次 10 壮，取得较好疗效。*张天星.隔盐灸神阙穴治疗大便失禁 2 例 [J].中国民间疗法，2012，20（1）：23.*

三十二、便秘

大黄芒硝贴敷神阙穴治疗便秘。生大黄、芒硝粉碎后，各取 3g，用白醋调成糊状，制成直径约 1.5cm、厚约 0.5cm 的药饼纳入脐孔（神阙穴），用敷贴固定。每日 2 次，便下后根据情况继续使用 3～7 日。大黄与芒硝使用时应现配现用。3 日后观察疗效，治疗 30 例，显效 12 例，有效 15 例。*青晓蓉，吴明英.大黄芒硝贴敷神阙穴治疗便秘的疗效观察 [J].四川中医，2013，31（12）：90–91.*

神阙穴敷贴治疗便秘。将大黄 5g，决明子 20g，山楂 20g，神曲 10g，厚朴 12g，共研粉末，用蜂蜜将上述药粉调成糊状备用。每次取 1g 药糊敷贴于脐上，用胶布固定。每日更换 1 次。治疗 10 日后，患者全部有效，其中痊愈 168 例。*陈睿.神阙穴敷贴治疗便秘 [J].中国针灸，2002，22（8）：540–541.*

（一）功能性便秘

中药脐贴治疗功能性便秘。将火麻仁、生大黄、厚朴、枳实、芒硝、番泻叶、冰片按 3∶2∶2∶2∶1∶1∶1 比例打粉，加凡士林调成膏糊状，制成大小约 1.5cm×1.5cm、厚度约 0.3cm 的脐贴，每贴约 6g，敷于肚脐（神阙），8 小时后取下，每日 1 次。5 日为 1 个疗程，连续治疗 4 个疗程。贴敷后注意观察局部及全身情况，若出现水疱、瘙痒等过敏现象，立即停止使用，及时进行外科处理；儿童慎用；脐贴需现用现配，以防药物挥发，确保脐贴的牢固性，以免移位或脱落。治疗52例，治愈21例，显效16例，好转11例。余尔慧，徐俊.中药脐贴治疗功能性便秘的临床观察［J］.中国民间疗法，2020，28（15）：31-33.

通便贴穴位敷贴治疗功能性便秘。将大黄10g，芒硝6g，厚朴15g，枳实15g，黄芪15g，白术10g，当归9g，桃仁9g，混合研末，用蜂蜜调成膏状备用。治疗时取适量贴敷于神阙、天枢穴，每次4～6小时，每日1次，15日为1个疗程。治疗30例，治愈1例，有效16例。陈硕，林秋芳.通便贴穴位敷贴治疗功能性便秘的临床研究［J］.深圳中西医结合杂志，2019，29（24）：56-58.

穴位贴敷治疗气秘型功能性便秘。将柴胡、大黄、枳实、芒硝，按2：1：1：1比例制成粉末，加醋调成大小约1.5 cm×1.5cm、厚度约0.2cm的膏状，敷于神阙穴，外用活血止痛膏固定。每日1次，每次贴敷时间＞6小时。7日为1个疗程，治疗3个疗程后观察疗效。治疗39例，痊愈4例，显效25例，有效9例。戈学凤，郭志玲，安静.穴位贴敷治疗气秘型功能性便秘临床观察［J］.西部中医药，2018，31（1）：109-110.

补肾活血、降浊排毒敷脐法治疗血透患者功能性便秘。将黄芪、大腹皮各30g，大黄炭、决明子各20g，川芎、酒苁蓉、茵陈各15g，土茯苓、丹参、当归、枳实各10g，诸药混匀，研为细末，以蜂蜜调为膏状备用，清洁脐部后，填充药物糊剂4g于脐部，覆盖敷贴并压紧，24小时换药1次，2周为1疗程。治疗30例，治愈4例，显效17例，有效6例。王华，李佳星.补肾活血降浊排毒敷脐法对血透患者功能性便秘的临床效果观察［J］.继续医学教育，2019，33（7）：150-153.

甘遂灸神阙穴干预女性功能性便秘。将甘遂研磨成细粉末，甘遂与玄明粉、冰片（粉）按3：1：1用醋调制成膏，用温水清洗肚脐（神阙穴），然后上药，用调制膏将肚脐填平，艾炷置于上面，灸疗至脐周皮肤红晕，然后外用直径约5cm一次性胶布贴紧，再用6cm×7cm透明敷料覆盖防水，留置24小时后撕开，隔日重复操作。同时口服乳果糖口服溶液（利动，国药准字 H20065730），每日 2 次，每次 15mL。共干预 2 周，取得较好疗效。黄瑞聪，谭锦秀，梁春玲，等．甘遂灸神阙穴干预女性功能性便秘的临床研究［J］．光明中医，2019，34（2）：269-271．

中药外敷神阙穴联合穴位按摩治疗慢性功能性便秘。穴位按摩：患者取仰卧位，两腿屈曲，腹部放松，双手相叠，以食指、中指、无名指三指发力，其余手指顺势贴附于腹部，先后置于中脘、左天枢、右天枢、气海、关元 5 穴，轻微用力，顺时针方向揉动每个穴位 30 次，后双掌相叠，掌侧推腹，由右下腹 $\xrightarrow{\text{向上}}$ 脐上→左上 $\xrightarrow{\text{向下}}$ 脐下顺时针推揉，沿小肠→升结肠→横结肠→降结肠走向推按，从右下腹至左下腹为 1 圈，推揉 60 圈，以腹部微红为度，速度不宜过快。按摩推揉，轻重深浅适宜，勿用力过猛。每日早晚 2 次，每次 15 分钟。晨起 1 小时后及睡前为宜，按摩前排空尿液。中药外敷神阙穴：予增液承气汤外敷方，大黄、芒硝、玄参、麦冬、生地黄按比例打碎成粉末，加蜂蜜和成 1 元硬币大小球状，清洁皮肤后敷于神阙穴。每周 5 次，每次 4～6 小时。治疗 25 例，治愈 3 例，显效 12 例，有效 7 例。沈琳．中药外敷神阙穴联合穴位按摩治疗慢性功能性便秘的临床疗效观察［J］．中国社区医师，2020，36（19）：99-102．

消胀通便贴贴敷神阙穴治疗慢性功能性便秘。将大黄、吴茱萸、枳壳等量研末，加适量生姜汁，制成 1.5cm×1.5cm 药膏敷于神阙穴，每日 1 次，每次敷贴时间 4 小时，共贴敷 2 周。治疗 61 例，治愈 2 例，显效 26 例，有效 22 例。金瑞环，叶方益．消胀通便贴贴敷神阙穴治疗慢性功能性便秘临床观察［J］．新中医，2018，50（11）：177-179．

加味大黄附子汤贴敷神阙穴治疗老年功能性便秘。将生大黄粉 10g，炮附子粉 6g，细辛粉 3g，芒硝 10g，冰片粉 3g 加醋调制成糊状，填满脐部后，用敷贴（或大胶布）覆盖、固定，每日更换 1 次，每周敷 5 日，治疗 4 周后，30 例患者，临床控制 4 例，显效 16 例，有效 7 例。汪玲羽，张咩庆．加味大黄附子汤神阙穴贴敷治疗老年功能性便秘30例疗效观察［J］．辽宁中医杂志，2014，41（11）：2372-2373．

通便贴贴敷神阙穴治疗老年功能性便秘。将干姜 10g，吴茱萸 10g，枳实 15g，厚朴 15g，大黄 15g，川芎 10g，玄明粉 12g，黄芪 15g，当归

15g，冰片 10g，混合研末，用蜂蜜调成膏状，贴于神阙穴，每日 1 次。治疗 4 周，71 例患者，痊愈 3 例，显效 44 例，有效 21 例。高冬梅，向海，苏钊，等．通便贴神阙穴贴敷治疗老年功能性便秘的随机双盲对照研究［J］．实用老年医学，2019，33（4）：394-396.

中药外敷神阙穴加灸法治疗老年功能性便秘。大黄 50g，芒硝 30g，枳实 30g，厚朴 30g。腹胀气滞，加苏梗 30g，莱菔子 30g，木香 30g；腹中冷痛，加小茴香 50g，香叶 30g，砂仁 30g，丁香 10g。上述药物打成细粉，加入适量开水制成糊状，用纱布包裹后直接外敷于患者神阙穴。之后用艾灸隔药温和灸神阙穴 30 分钟，每日 1 次。治疗 28 例，治愈 7 例，显效 9 例，有效 7 例。曾洁．中药外敷神阙穴加灸法治疗老年功能性便秘的临床疗效观察［J］．中西医结合心血管病电子杂志，2019，7（19）：161-162.

腹部穴位按摩配合消积膏贴敷神阙穴治疗老年便秘。将生大黄 10g，生白术、厚朴、枳实、芒硝、决明子各 6g，冰片 1g，研磨成粉，加入羊毛脂或凡士林，制成软膏剂。用时取软膏 5g（约蚕豆大小）贴敷于神阙穴，敷料包扎，胶布固定，每日 2 次，每次 3 小时。予以腹部穴位按摩治疗。先以一指禅推法、指按法、指揉法、屈食指点法等手法按摩天枢、中脘、下脘、气海、关元穴，每穴约 1 分钟，最后用双手岔开五指叠加，以神阙穴为中心，顺时针方向往返转动约 2 分钟，每日 2 次，7 日为 1 个疗程。治疗 20 例，治愈 6 例，好转 13 例。黄丽，张瑞，钟巧燕．腹部穴位按摩配合消积膏神阙穴贴敷治疗老年便秘病的疗效观察［J］．新疆中医药，2017，35（2）：31-33.

中药神阙穴敷贴配合耳穴贴压治疗老年患者顽固性便秘。大黄 6g，枳实 15g，厚朴 15g，冰片（使用 75% 酒精将冰片进行少量溶解）2g，研末，并与其他药物加温水调敷成糊状，将其放置于医用脐贴中部，并贴敷在患者神阙穴处，每日换药 1 次。配合耳穴贴压治疗，用王不留行籽贴压单侧耳穴大肠、便秘点、脾、三焦及直肠下段。嘱咐患者每日以食指与拇指指腹进行耳穴按压，每日 3 次，每次 3 分钟。按压时需注意力度以能耐受耳部疼痛感为原则。留贴 3 日后进行两耳替换。共治疗 1 周，49 例患者，治愈 26 例，显效 11 例，有效 9 例。罗琴，罗燕. 中药神阙穴敷贴配合耳穴贴压治疗老年患者顽固性便秘疗效及其对 Wexner 便秘评分、肠道菌群影响［J］.辽宁中医药大学学报，2019，21（7）：190-193.

（二）帕金森便秘

自制中药穴位贴治疗帕金森便秘。将生大黄 40g，姜厚朴 10g，沉香 6g，炒莱菔子 30g，芒硝 35g，丁香 20g 研末，与 30mL 甘油混合搅拌呈膏状，取适量药膏贴于神阙、丹田、双足的涌泉穴，每贴贴敷 24 小时后更换，3 日为 1 个疗程。治疗 5 个疗程，60 例患者，痊愈 9 例，显效 21 例，有效 19 例。刘凤春，高利，常红，等. 自制中药穴位贴在帕金森便秘病人中的应用效果［J］.中西医结合心脑血管病杂志，2018，16（22）：3358-3361.

（三）心衰便秘

艾灸神阙穴治疗阳虚型心衰便秘。将艾灸的一端点燃，对准神阙穴，间距约 5cm 进行熏灸，神阙穴局部皮肤稍红则停止，每次 10～15 分钟，每日晨起施灸 1 次，下午 4 时艾灸 1 次，7 日后观察结果。治疗 28 例，非常满意 16 例，基本满意 9 例，总满意度 89.29%。陈琼. 艾灸神阙穴治疗阳虚型心衰便秘临床研究［J］.实用中医药杂志，2019，35（2）：220-221.

大黄联合吴茱萸穴位贴敷改善老年心衰病患者便秘。将大黄粉 10～15g 用醋和蜂蜜调成糊状，用酒精棉球消毒肚脐（神阙穴）及周围皮肤，将药膏填满脐孔，按压填平，充分敷于神阙穴上，用胶布固定，每日更换 1 次。将吴茱萸 250g 和粗盐 250g 混合均匀，置入双层纯棉布袋中，微波炉加热 2～3 分钟，在患者下腹顺时针热熨 15 分钟，速度由快到慢，力度适中，每日 1 次，连续治疗 7 日。39 例患者，治愈 17 例，显效 13 例，有效 8 例。朱云. 大黄联合吴茱萸穴位贴敷改善老年心衰病患者便秘效果观察［J］.辽宁中医药大学学报，2019，21（3）：206-208.

（四）骨折后便秘

生大黄粉贴敷神阙穴联合耳穴压豆法防治老年骨折患者便秘。将5g生大黄粉加水调和至糊状，制成3cm×3cm大小、厚度约0.3cm的药饼。每日早饭前将药饼敷于神阙穴上，再用医用通气胶布固定，12小时更换1次，皮肤敏感者可缩短时间。治疗从患者入院第1日开始，7日为1个疗程。王不留行籽贴压直肠、大肠、三焦、脾，其间患者自主按压重要穴位，每日3～5次，每次持续30秒，直至受按压的耳穴开始发热或者发胀，3日更换1次，两侧交替按压，取得较好临床疗效。王桂彩，陈少娜，王菲.生大黄粉贴敷神阙穴联合耳穴压豆法防治老年骨折患者便秘的护理研究[J].中国社区医师，2020，36（6）：151–152.

药物走罐联合穴位贴敷治疗老年骨折卧床便秘。将生大黄30g，白芍、芒硝各10g，用200mL橄榄油浸泡1周，过滤装瓶备用。患者取仰卧位，暴露走罐部位皮肤，均匀涂上药油，取4号火罐以患者能耐受为度进行走罐治疗，走罐方向先右侧大横、天枢、中脘，再左侧天枢、大横、气海、关元，最后回到原位为走罐1周，如此循环环腹走罐10～15周，治疗约10分钟，直至局部皮肤红润或出现瘀斑，随后在天枢、大横、中脘、气海、关元、神阙穴定罐5分钟。将罐起下，取大黄粉3g，用醋调成糊状，将药糊用医用透气敷贴固定于神阙穴，6小时揭除。每日1次，如24小时内无排便，次日继续治疗，走罐力度较前稍缓，总治疗次数≤2次。治疗36例，治愈10例，显效26例。黄燕萍，俞丹霞.药物走罐联合穴位贴敷治疗老年骨折卧床便秘36例[J].浙江中医杂志，2019，54（9）：678.

艾条熏灸神阙穴用于防治老年腰椎骨折后便秘。在常规护理基础上，温和灸神阙穴20分钟，以皮肤红晕为度，每日1次，5次为1疗程。治疗50例，治愈35例，好转12例。陈凤云，李霞.艾条熏灸神阙穴用于防治老年腰椎骨折后便秘的疗效观察[J].中医药导报，2018，24（1）：102–104.

活血通便汤内服合大黄粉神阙穴外敷治疗单纯性胸腰椎压缩性骨折后腹胀、便秘。口服中药桃仁、红花、芒硝（冲服）、枳实、厚朴、炒白术、麦冬、玄参各 10g，火麻仁 15g，党参、生地黄各 20g，桔梗、甘草各 6g。每日 1 剂，早晚各 1 次。将生大黄 3g 研成极细粉末，睡前先用碘伏消毒神阙穴，然后将经 75% 酒精调和后的生大黄粉填塞于脐部正中，外用胶布固定。治疗 3 日为 1 疗程。治疗 46 例，治愈 18 例，显效 16 例，好转 6 例。王新刚，冯万立，卫建民，等.活血通便汤内服合大黄粉神阙穴外敷治疗单纯性胸腰椎压缩性骨折后腹胀便秘临床疗效观察［J］.四川中医，2019，37（2）：155-157.

通便承气方穴位贴敷治疗椎体骨质疏松性压缩骨折患者腹胀、便秘。在常规治疗和护理基础上，给予通便承气方穴位贴敷治疗。将中药颗粒桃仁 6g，桂枝 9g，大黄 6g，芒硝 6g，甘草 3g，红花 6g，当归 6g，苏木 6g，枳壳 6g，厚朴 6g，以白酒调为糊状，敷于神阙、天枢、足三里穴，每 12 小时更换 1 次药贴，至肠蠕动恢复、肛门排气通便为止。46 例患者，48 小时内排便 26 例，72 小时内排便 15 例。禹志军，白曼茉.通便承气方穴位贴敷治疗椎体骨质疏松性压缩骨折患者腹胀便秘的临床观察［J］.广州中医药大学学报，2020，37（6）：1105-1109.

（五）药物性便秘

穴位贴敷联合艾灸治疗肿瘤患者阿片类药物相关性便秘。选取大黄、黄芪、枳实、芒硝等药粉末各 20 g，利用黄酒调成膏状，贴敷于神阙穴，每日 1 次，每次保留 6 小时。取穴双侧足三里、三阴交，点燃艾灸的一端，距穴位约 5cm 进行熏灸，至足三里、三阴交穴位局部皮肤稍红，每次 10～15 分钟，每日 1 次。予以穴位贴敷联合艾灸治疗 10 日为 1 个疗程，治疗 1 个疗程后观察疗效。治疗 35 例，治愈 9 例，显效 16 例，有效 8 例。韩果，陈艳娟.穴位贴敷联合艾灸治疗肿瘤患者阿片类药物相关性便秘的效果［J］.中国现代医生，2020，58（21）：103-105.

脐疗联合点穴治疗阿片类药物所致便秘。将大黄粉 3g 加厚朴粉 1.5g，用蜂蜜调糊制作成药饼备用。患者取仰卧或者半坐卧位，将脐部暴露，检查脐部及点穴部位皮肤的完整性及感觉，用温水清洁脐部，将制作好的药饼填满神阙穴，用敷料覆盖、固定，贴敷 10～12 小时，每日贴敷 1 次。

以按揉法按摩中脘穴、双侧天枢穴、双侧支沟穴、双侧足三里穴、双侧上巨虚穴，每穴每日按揉20次，按揉力度以患者自觉酸胀或可以忍受的疼痛为主，按压得气时停留1～2秒。治疗41例，痊愈10例，显效19例，有效10例。陈银崧，孔月群.脐疗联合点穴治疗阿片类药物所致便秘41例[J].河南中医，2019，39（8）：1271-1274.

芒硝贴敷神阙穴治疗吗啡所致便秘。使用芒硝5g，制成粉末，用醋调，纳入神阙穴，外用敷贴妥善固定。每日2次，每次4～6小时，疗程2周。治疗30例，治愈20例，好转8例。丰银平，刘忠达，李权，等.芒硝神阙穴贴敷治疗吗啡所致便秘30例[J].浙江中医杂志，2017，52（10）：757.

大黄穴位敷贴防治盐酸羟考酮所致便秘。将大黄研磨成粉，加入凡士林调和成膏，取适量调制过的膏药置于5cm×5cm的敷贴纸内，取神阙穴外敷。每日1次，每次8小时，连用10日。治疗35例，便秘20例，发生率为57.1%。朱晓灵，徐俊，孙彩萍，等.大黄穴位敷贴防治盐酸羟考酮所致便秘的临床观察[J].上海中医药杂志，2019，53（9）：68-70.

黄芪、芒硝贴敷神阙穴治疗芬太尼贴剂所致便秘。将黄芪10g，芒硝5g，制成粉末，用温水调，制成1张药片，消毒神阙穴及四周皮肤，将备好的药片纳入神阙穴，外用一次性敷贴妥善固定。每日2次，每次2小时，疗程14日。治疗30例，治愈18例，好转9例。丰银平，刘忠达，李权，等.黄芪芒硝神阙穴贴敷治疗芬太尼贴剂所致便秘30例[J].浙江中医杂志，2019，54（6）：420.

三十三、腹胀

温中行水贴贴敷神阙穴治疗慢性肺源性心脏病腹胀。将甘遂、小茴香、丁香、木香、大黄按1：1：1：1：2，研末，用姜汁制成膏状，贴敷神阙穴，不超过12小时，每日1次，连用5日。治疗40例，显效30例，有效8例。杨云，王芳，殷秀丽，等.温中行水贴贴敷神阙穴治疗慢性肺源性心脏病腹胀的疗效［J］.求医问药，2012，10（12）：622.

葱白、芒硝贴敷神阙穴治疗胸腰椎骨折患者腹胀。将葱白50g细锉，芒硝50g捣碎，两者拌匀，置于20cm×20cm的纱布中包裹，覆盖于神阙穴，再盖上保鲜膜以隔离衣被，每次30分钟，每日上午、下午各1次。治疗30例，显效26例，有效2例。陈晓红.葱白芒硝贴敷神阙穴治疗胸腰椎骨折患者腹胀30例［J］.福建中医药，2018，49（4）：81-82.

中药贴敷脐部联合耳穴埋豆治疗无创呼吸机辅助通气致腹胀。将白芥子、细辛、甘遂、延胡索、麻黄各等份，共研为细末，加蜂蜜调制而成膏状，取适量贴于脐上，用脱敏胶布固定，每次贴敷3～6小时，每日1次。王不留行籽贴压双侧耳穴大肠、小肠、胃、三焦穴，嘱患者每日自行按压3次，每次每穴1分钟，以局部有酸、麻、胀、痛、热等反应为度，5日后评定疗效。治疗40例，显效9例，有效28例。杨春进，陈佳伟，李冰.中药贴敷脐部联合耳穴埋豆治疗无创呼吸机辅助通气致腹胀的疗效观察［J］.按摩与康复医学，2018，9（16）：49-51.

莱菔子热罨包外敷神阙调理无创通气并发腹胀患者肠功能。将500g莱菔子热罨包装入布袋中，并封好口，在微波炉中加热2～3分钟，患者取仰卧位，放在腹部，按顺时针按摩；医护人员一只手掌心贴肚脐，另一只手叠在上面，用除拇指外的手指指腹，按顺时针旋转20圈左右（转至左下腹时，增强指力）；按摩完毕后将莱菔子热罨包放在患者肚脐上20分钟，早晚各1次。共治疗5日，55例患者，治愈32例，有效22例。伍敏莉，梁金燕，许浦生.莱菔子热罨包外敷神阙对无创通气并发腹胀患者肠功能的影响［J］.中国医学创新，2020，17（18）：81-83.

隔药饼灸联合生大黄贴敷神阙穴对机械通气急性胃肠功能损伤患者腹内压的影响。将肉桂、吴茱萸、干姜等比例研末，加黄酒制成药饼，用面粉在药饼外加层制成面圈，药饼直径为5cm。患者保持仰卧位，将药饼置于神阙穴上，将艾塔尖端及底面点燃，放置于药饼上。药灸期间如患者感觉温度过高，可将一块小棉垫垫于药饼底面，施灸30分钟，隔日1次，每周3次，共4周。饼灸完成后再给予患者生大黄贴敷神阙穴治疗，取生大黄粉、薄荷脑各 8g，加入 75% 酒精调成膏状，制作成厚度为 0.3cm、大小为 3cm×3cm 的药饼，敷贴于神阙穴，以油纱布、纱布做好覆盖，再用医用通气胶带进行固定。药物每 8 小时更换 1 次。每周做好药物更换后按照结肠解剖位置按摩腹部，从右下腹开始做向上、左、下按摩，一直按至左下腹部。顺时针反复进行上述按摩操作，时间为 10 分钟，治疗 7 日为 1 个疗程。治疗 2 个疗程，取得较好疗效。张荷，余静芝.隔药饼灸联合生大黄贴敷神阙穴对机械通气急性胃肠功能损伤患者腹内压的影响［J］.全科医学临床与教育，2020，18（7）：648-650.

三十四、糖尿病

腹针合脐灸干预糖尿病前期。腹针针刺关元、中脘、气海、外陵，得气后，留针 30 分钟。取适量吴茱萸、附子、小茴香、白芷及木香等比例研成粉末，加入适量黄酒调成膏状。根据神阙穴大小，取适量中药膏均匀敷于神阙穴皮肤表面，于脐上 3cm 处点燃艾条，施以悬灸 30 分钟。隔日 1 次。12 次为 1 个疗程，共 4 个疗程。治疗 47 例，有效 9 例，显效 36 例。梁英.腹针合脐灸干预糖尿病前期的疗效观察［J］.现代诊断与治疗，2020，31（2）：191-193.

牛胆汁荞麦粉外敷神阙穴治疗糖尿病。取鲜牛胆汁 10mL 和于荞麦粉中，至将荞麦粉拌湿为度，然后用一层纱布包起敷于神阙穴上，外用医用胶布贴牢，一贴连续用 3 日，连续贴 6 次，取得较好疗效。姜荣龙，陈玉翠，刘亚楠.牛胆汁荞麦粉外敷神阙穴治疗糖尿病［J］.中国民间疗法，1999，（7）：8.

复方降糖灵敷贴神阙穴治疗 2 型糖尿病。将生地黄 10g，生黄芪 10g，丹参 10g，鬼箭羽 30g，肉桂 10g，当归 20g，云南白药 12g，阿司匹林 5g，共研细粉，装瓶备用。用时取药粉适量（有条件的加入少许麝香，效果更佳）加入能量合剂 1～2 支共和匀如糊状，敷于脐中，将麝香壮骨膏贴敷盖其上，每日换药 1 次，10 日为 1 个疗程。治疗 100 例，显效 25 例，有效 73 例。姚沛雨.复方降糖灵敷贴神阙穴治疗 2 型糖尿病 100 例［J］.中国民间疗法，2002，10（8）：21-22.

中药穴位（神阙穴）疗法治疗 2 型糖尿病。将黄芪、赤芍、丹参、茯苓、黄芩、葛根、肉桂各 10g 研成粉末，并用姜汁调匀，贴敷于神阙（主穴）、肾俞、气海、阳陵泉、太溪、三阴交及足三里（配穴）等，外用医用无菌胶布固定，每次贴敷 12 小时，每日更换 1 次，共治疗 4 周，取得较好疗效。庞岩，宋伟.中药穴位（神阙穴）疗法用于治疗 2 型糖尿病 100 例病人的临床评价［J］.世界最新医学信息文摘，2017，17（67）：142.

自拟八仙抑糖膏敷贴神阙穴治疗 2 型糖尿病。在控制饮食、加强运动基础上，口服二甲双胍片 500mg，每日 3 次；配合用吸满中药（黄连 6g，知母 9g，泽泻 15g，牡丹皮 15g，五倍子 6g，乌梅 6g，龟甲 9g，冰片 1g，前 7 味加水 500mL 煎煮，取汁 100mL，去渣，再煎煮成 30mL 浓缩液，降温后倒入冰片搅溶，备用）的棉球敷贴神阙穴，用医用胶布固定，每日 11 点～18 点贴 1 帖，晚上睡前至次日早晨 7 点贴 1 帖。治疗 4 周，30 例患者，显效 11 例，有效 12 例。郭建辉，周英，苏丽群，等.自拟八仙抑糖膏敷贴神阙穴对 2 型糖尿病患者血糖水平的影响［J］.中国中医药科技，2018，25（4）：537.

艾灸大椎神阙改善糖尿病病人胰岛功能。采用饮食控制，磺脲类或双胍类等常规西药治疗，同时温和灸大椎、神阙，按先后顺序各灸 30 分钟，半个月为 1 个疗程。两个月后，患者胰岛功能得到明显改善。王海，王韬.艾灸大椎神阙对糖尿病病人胰岛功能的影响［J］.中国针灸，1999，29（5）：305-306.

三十五、慢性肾衰竭

益肾祛毒药饼外敷治疗慢性肾衰竭。将黄芪 3 份、丹参 1 份、大黄 1 份、紫苏 3 份、川芎 1 份、积雪草 3 份、淫羊藿 1 份、冰片 0.5 份，打碎成粉，用 95% 酒精稀释成 1.9% 桂氮酮溶液，调和成直径 5cm、厚 0.8cm 的药饼（相当于生药 3g）。敷于患者的双侧肾俞及神阙穴，外用电热离子导入带扎固，每次治疗 30 分钟，每日 2 次，28 日为 1 个疗程，取得一定临床疗效。蔡浔远，吴国庆，饶晓明.益肾祛毒药饼外敷治疗慢性肾衰竭30例［J］.江西中医药，2004，35（11）：25-26.

三十六、水肿

神阙穴贴敷法治疗肾性水肿。将生甘遂 3g，生甘草 6g 制成外用膏剂，置于透皮贴，敷于患者神阙穴 4～6 小时，每日 1 次，共贴敷 7 日。治疗 17 例，有效 14 例。李文惠.神阙穴贴敷法治疗肾性水肿疗效观察［J］.内蒙古中医药，2016，35（7）：82.

三十七、尿失禁

隔药灸脐治疗尿失禁。制作直径约 6cm、高约 2cm 的面圈，面圈内径约 2cm（大于患者脐孔直径约 0.5cm），备用。制作底径约 1.5cm、高约 1.5cm 的大艾炷，备用。患者取仰卧位，暴露脐部，将洞巾平铺于腹部，面圈内径中央对准脐孔置于脐上。肾阴虚者，用熟地黄 24g，山茱萸 12g，山药 12g，茯苓 9g，泽泻 9g，牡丹皮 9g，桃仁 12g，酒大黄 9g，五味子 9g，冰片 3g；肾阳虚者，用菟丝子 15g，肉苁蓉 15g，熟附子 6g，煅牡蛎 9g，五味子 9g，鸡内金 9g，冰片 3g。将上药用超微粉碎机粉碎制末，取适量药末填满脐孔，把点燃的艾炷放在药末上，连续施灸 1.5 小时。施灸结束后用医用胶布固封脐中药末，嘱患者 24 小时后自行去除，并用温水清理干净。每 5 日 1 次，取得满意效果。杜冬青，马玉侠.隔药灸脐治疗尿失禁验案 2 则［J］.光明中医，2017，32（21）：3164-3166.

金樱固肾缩泉汤联合隔姜隔盐灸治疗女性混合性尿失禁。口服中药生龙骨及牡蛎、黄芪各 20g，金樱子、覆盆子各 15g，鸡内金、益智仁、五味子、枸杞子、乌药、菟丝子、桑螵蛸各 10g，升麻、甘草各 6g。咽痛者，加玄参、牛蒡子各 15g，金银花 10g；咳嗽严重者，加款冬花、百部、前胡各 10g；小便赤短、尿痛者，加蒲公英 15g，金钱草、车前子各 10g；小便混浊者，加薏苡仁、萆薢各 15g。每日 1 剂，早晚各 1 次，连续给药

1个月。生姜切为直径 4～5cm、厚度 0.6～0.7mm 类圆形，将艾绒捏成高约 3cm、直径 3cm 圆锥形，并放置于姜片上，以食盐填满神阙穴，再放置生姜片，点燃艾绒，全部燃尽，连续艾灸 3 壮，每日上午、下午各 1 次，连续灸 1 个月。治疗 49 例，治愈 40 例，好转 9 例。黄月娥，赵格格.金樱固肾缩泉汤联合隔姜隔盐灸治疗女性混合性尿失禁临床观察［J］.四川中医，2019，37（10）：151-153.

三十八、尿潴留

隔物灸神阙穴治疗导尿后引发的尿潴留。隔姜灸神阙穴 20～30 分钟，隔日 1 次，连续治疗 10 次。治疗 30 例，治愈 23 例，好转 7 例。胡蓉，赖洪华.隔物灸神阙穴治疗导尿后引发的尿潴留的临床效果［J］.实用临床医学，2016，17（6）：93-94.

隔皂角、葱白灸神阙穴治疗癃闭。取皂角粉 12g，葱白 3 个共捣碎，敷脐部。将蚕豆大艾炷放到药物上，尖朝上，点燃，使火力由小到大，缓缓深燃，待皮肤有灼热感时即换一炷，直到温热入腹内。一般每次灸 50～60 分钟，若当日无效，次日再灸。12 例患者全部治愈，其中 6 例患者灸 1 次而愈，4 例患者灸 2 次而愈，2 例患者灸 3 次而愈。刘文明.隔皂角、葱白灸神阙穴治疗癃闭 12 例［J］.中医临床研究，2015，7（13）：44-45.

脐灸治疗脊髓损伤后神经源性膀胱。药物及材料：面粉 100g，脐灸粉（茯苓 30g，苍术 20g，炮附片 30g，干姜 20g，炒白芍 20g，混匀研末，过 5 号筛），艾绒，打火机，毛巾，药匙。先将面粉加水揉成面圈（直径 4cm，厚度 1cm，中间圆洞直径 1.5cm），然后将面圈放在腹部神阙穴上，面圈的小孔要对准神阙穴，取适量脐灸粉放入神阙穴，药粉与面圈平齐。中药粉上放置大艾炷，易炷再燃，共治疗 1 个小时。艾炷燃完后，将艾灰连同面圈取下，用胶布将留在神阙穴中的药粉封住，于 24 小时后揭去。2～3 日 1 次，3 次 1 个疗程，治疗两个月，取得满意疗效。王晓丹，冯晓东，刘承梅，等.脐灸治疗脊髓损伤后神经源性膀胱 30 例临床观察［J］.中医杂志，2014，55（1）：45-47.

耳穴压籽联合神阙穴药敷法治疗神经源性膀胱。单耳贴压肾、膀胱、交感、艇角、皮质下、三焦，每日按压3次，每次按压5分钟，依患者疼痛耐受程度掌握按压力度。每3日两耳交换耳穴压籽。同时，将3枚栀子、1头独蒜头、少许盐捣烂，敷于脐上，胶布外贴，每日更换。连续治疗5日，休息2日，治疗1周，取得满意疗效。叶水林，沈丹彤，古菁，等.耳穴压籽联合神阙穴药敷法治疗神经源性膀胱［J］.长春中医药大学学报，2016，32（5）：1002-1004.

三十九、自汗、盗汗

敛汗散敷脐治疗慢性心力衰竭自汗症。在常规心衰治疗基础上，取中药敛汗散（五倍子、煅牡蛎、桂枝、黄芪以3∶2∶1∶1比例共研细粉）3g，米醋调成糊状，敷入脐中，胶布固定，每日1次。治疗10日后，33例患者，显效25例，有效8例。邢志敏，苏敏.敛汗散敷脐治疗慢性心力衰竭自汗症35例［J］.河南中医，2011，31（8）：897-898.

盗汗散贴敷神阙穴治疗盗汗。将五倍子2.5g，煅龙骨1g，煅牡蛎1g，朱砂0.75g，赤石脂0.5g，五味子0.25g，研末备用，治疗时取粉末6g，于睡前将药粉用陈醋、凉开水（1∶1）调匀成稠膏状，将脐部用温水洗净，擦干后敷入脐部，用胶布固定，次晨取下，每日1次，4日为1个疗程，共3个疗程。治疗75例，治愈46例，有效20例。朱峰.盗汗散贴敷神阙穴治疗盗汗疗效观察［J］.实用中医药杂志，2018，34（3）：373-374.

五倍子贴敷神阙穴治疗系统性红斑狼疮盗汗症状。在常规治疗基础上，每晚睡前30分钟，取五倍子糊（五倍子粉末2g，加入食醋0.5mL，并搅拌至黏糊状），用纱布外包以防药物外溢，放于神阙穴上，并轻轻按压，用胶布固定。次日早晨将敷贴撕下，取出五倍子糊，用温水清洗神阙穴及局部皮肤。连续治疗3日后统计疗效，治疗20例，治愈8例，好转10例。林友燕.五倍子贴敷神阙穴治疗系统性红斑狼疮盗汗症状疗效观察［J］.上海针灸杂志，2014，33（5）：398-399.

敛汗贴穴位贴敷治疗慢性阻塞性肺疾病阴虚盗汗。取五倍子粉 3～5g，加白醋调成团状，贴敷神阙穴，并用无菌纱布及透明贴固定。每晚1次，每次贴敷12小时，5日为1疗程。治疗30例，痊愈21例，好转8例。董玉红，陈倩.敛汗贴穴位贴敷治疗慢性阻塞性肺疾病阴虚盗汗疗效观察［J］.浙江中医杂志，2015，50（1）：65.

玉屏风颗粒联合五倍子外敷治疗中晚期肺癌盗汗。每晚睡前30分钟，取五倍子粉末2g，并加入食醋0.5mL，搅拌至黏糊状，将药糊涂抹于纱布上，并将纱布敷于神阙穴，轻轻按压，用透明敷贴封贴，次日早晨撕下，同时口服玉屏风颗粒，每日3次，每次5g。连续治疗5日。治疗40例，治愈10例，好转26例。金红露，张济周.玉屏风颗粒联合五倍子外敷治疗中晚期肺癌盗汗40例［J］.浙江中医杂志，2015，50（4）：273.

第五章
妇科病证

一、月经不调

灸疗神阙穴治疗月经不调。应用长春志成医用设备有限责任公司生产的 WFL–Ⅲ 型微波多功能治疗仪，患者于月经周期或诊刮术后第 5 日开始灸疗。患者取平卧或坐位，暴露脐部，辐射器垂直距离神阙穴 1～2cm，微波输出功率为 15～20w，根据患者对热的耐受程度，上下调节功率，直到患者感觉最舒适，皮肤温度（42±1）℃，每次灸疗 15 分钟，每日 1 次，连续 10 日为 1 个疗程，共灸疗 2 个疗程。陈丽文. 灸疗神阙穴治疗肾阳虚月经不调临床疗效观察［J］. 长春中医学院学报，2003，19（4）：16–17.

二、痛经

隔药灸神阙穴治疗原发性痛经。气滞血瘀型，乳香、没药各 10g，白芍、当归、吴茱萸各 50g；寒湿凝滞型，肉桂、吴茱萸、小茴香、赤芍各 20g，炮姜、桃仁各 10g。共研细末。取适量药末填平于神阙穴中，上置鲜姜片（直径约 3cm、厚约 0.3cm 的薄片，中间用针刺数个孔）和大艾炷（底面直径 2cm、高 2.5cm）点燃施灸，当艾炷燃尽后，易炷再燃，直至规定壮数（轻度疼痛用6壮，中度疼痛用12壮，重度疼痛用18壮）。若患者感觉灼热时，即可用镊子上下移动姜片，以减轻灼热感，防止烫伤。以灸至局部皮肤潮红不起疱为度，切勿烫伤。月经前3日开始治疗，每日1次，5日为1个疗程，连续3个疗程（3个月经周期）。治疗51例，治愈17例，显效21例，有效9例。*朱英，陈日兰，姬乐，等.隔药灸神阙穴治疗原发性痛经疗效观察［J］.中国针灸，2010，30（6）：453-455.*

艾灸神阙配合温针灸关元、三阴交治疗原发性痛经。针刺关元、三阴交。气滞血瘀型，加次髎、血海；寒湿凝滞型，加阴陵泉、地机；气血虚弱型，加足三里、气海；肝肾亏损型，加肝俞、肾俞。常规消毒后，直刺关元、三阴交33～39mm，快进快捻，均匀运针1分钟，余穴直刺进针，深度33～39mm。之后将长2.5cm艾条于关元、三阴交穴针柄处放置，点燃，剪取适当大小的纸板放在艾条下方，防止艾灰烫伤皮肤，直至艾条燃尽，每穴用3～4段艾条，留针30分钟。留针期间温和灸神阙穴直至皮肤红晕，每日1次，取得较好疗效。*廖柏丹，柳元娥，彭志谋，等.艾灸神阙配合温针灸关元、三阴交治疗原发性痛经疗效观察［J］.中国针灸，2019，39（4）：367-370，376.*

艾灸神阙穴联合温针灸治疗原发性痛经。温针灸三阴交、关元、气海、地机，刺入穴位得气后，于针柄上裹1.5cm长的艾炷，套在针柄之上，灸2壮。艾炷距皮肤2～3cm，从其下端用线香点燃施灸。施灸中如果不热，可将艾炷放得靠下一些，过热觉痛时可将艾炷向上提，以觉温热而不灼痛为度。其间温灸盒灸神阙穴20～30分钟，每日1次。连续治疗3个月经周期，35例患者，治愈23例，有效11例。*李秀霞，戴奕光，黄雪梅，等.艾灸神阙穴联合温针灸治疗原发性痛经患者的临床观察［J］.深圳中西医结合杂志，2019，29（18）：44-45.*

隔药灸脐配合腹针治疗原发性痛经。腹针针刺关元、气海、子宫、三阴交、血海，得气后连G6805-2A型电针治疗仪，留针25分钟，每日1次，共治疗30次。腹针治疗后，艾灸神阙、中脘、下脘、气海、关元、中极、下风湿点。将艾绒制作成截面为三角形的长条艾炷（宽3cm、厚

3cm），然后固定于上述穴位，点燃艾炷，连续使用2壮，若患者局部出现难以忍受的灼烧感，则当即撤去艾炷。每次隔药灸时间为患者月经前大概7日开始，连续使用3日。治疗41例，痊愈16例，显效18例，有效6例。高雪晶，方剑乔．隔药灸脐配合腹针治疗原发性痛经的疗效观察［J］．上海针灸杂志，2019，38（7）：754-757.

穴位贴敷治疗原发性痛经。取益母草60g，全当归30g，桂枝15g，醋制柴胡30g，艾叶30g，酒川芎30g，赤芍、白芍各20g，醋制香附20g，醋制延胡索20g，红花10g，甘草15g，蒲黄30g，蜂蜜30mL。将除蒲黄、蜂蜜外的药物加5倍水浸泡12小时，加热至沸腾，转文火煎煮60分钟，放凉过滤，药渣加3倍水继续煎煮，重复2次，合并3次水煎液，弃去药渣，药液继续加热并不断搅拌收膏，将蜂蜜分3次加入，直至浓缩成"挂旗"状停止加热。松香烊化，与蒲黄均匀拌入稠膏中。使用时取适量药膏均匀涂于神阙穴，持续贴敷8小时。每日1次，3次为1个周期，治疗3个周期，取得较好疗效。章晓玲，马向明．穴位贴敷治疗原发性痛经患者疼痛的临床研究［J］．上海针灸杂志，2019，38（11）：1248-1252.

百笑灸灸关元、神阙穴配合毫火针针刺次髎穴治疗原发性痛经。将百笑灸置于关元穴、神阙穴，用特制胶布将灸筒固定在施灸穴位上，可以通过升降灸筒盖或调节出气孔的大小来调节温度，施灸温度以患者舒适为度，每穴施灸30分钟。毫火针针刺次髎穴，将2寸的毫火针迅速刺入次髎穴内约1.5 cm，待留针30分钟后取出。自经期开始，每日1次，到经期结束为1疗程，治疗3个疗程后对其治疗效果进行评价。治疗40例，治愈19例，好转18例。刘海永，张瑾，尹爽，等．百笑灸灸关元、神阙穴配合毫火针针刺次髎穴治疗原发性痛经的临床研究［J］．河北中医药学报，2020，35（2）：29-32.

隔物灸治疗寒湿凝滞型原发性痛经。患者取仰卧位，暴露腹部，在神阙穴上严格消毒后，将纯净干燥食盐填于神阙中，使之与脐平，再将制备好的新鲜姜片（直径约3cm、厚约0.3cm，中间针刺数孔）分别置于神阙、关元，上置大艾炷（重量1.5g，底直径2cm、高2.5cm）点燃施灸，当艾炷燃尽后，易炷再燃，直至规定壮数（轻度疼痛灸 4 壮 / 次，中度疼痛灸 6 壮 / 次，重度疼痛灸 8 壮 / 次）。共治疗 3 个疗程（月经周期），第 1 个疗程于月经来潮疼痛时开始，每日 1 次，连续治疗 3 日，第 2、3 个疗程均于月经前 3 日开始，每日 1 次，连续治疗 6 日。治疗结束后连续随访 3 个月。治疗 105 例，治愈 58 例，显效 37 例，有效 5 例，无效 5 例。孙立虹，葛建军，杨继军，等．隔物灸治疗寒湿凝滞型原发性痛经的随机对照临床研究 [J]．针刺研究，2009，34（6）：398-402.

隔姜灸治疗寒湿凝滞型痛经。将纯净干燥精细食盐填于神阙穴中，使之与脐平，再将备制好的新鲜姜片（直径约 3cm、厚约 0.3cm，中间针刺数孔）分别置于神阙、关元、命门、足三里、三阴交、肾俞穴处，每次选 4 个穴，然后上置大艾炷（重量 1.5g，底直径 2cm、高 2.5cm）点燃施灸，当艾炷燃尽后，易炷再燃，灸 3～5 壮。在施灸过程中若患者感觉灼热、疼痛不能忍受时，可用镊子上下移动姜片，切勿烫伤。每日 1 次，经前 1 周开始治疗，至经期第 3 日停止，10 次为 1 个疗程。治疗 46 例，治愈 26 例，显效 14 例，有效 2 例，无效 4 例。朱现民，陈煦，胡兴旺．隔姜灸治疗寒湿凝滞型痛经 46 例临床观察 [J]．四川中医，2010，28（12）：106-107.

隔盐灸神阙治疗寒凝血瘀型原发性痛经。患者平躺于治疗床上，先用跌打万花油涂于肚脐周围，宽度约 3 cm，然后将粗盐平铺脐部，平铺面积约超过肚脐 3 cm，厚度约 1cm，然后将事先做好的约 1 元硬币大小的锥形艾炷放于脐部，用香点燃使其自然燃烧，当患者脐部有灼热感时，用镊子夹起艾炷，用棉签翻动粗盐，使热通过肚脐向下传导，然后再覆层粗盐，将之前未燃烧尽的艾炷继续放上，以患者能耐受为度，若患者能忍受可将艾炷燃尽，若患者不能忍受，在患者再次感到灼热时用镊子拿掉艾炷，然后进行第 2 壮，共灸 3 壮。于月经前 1 星期进行隔盐灸神阙，隔日 1 次，于月经来的第 1 日停止，1 个月经周期为 1 个疗程，共治疗 1 个疗程。治疗 30 例，痊愈 10 例，显效 14 例，有效 6 例。张晓，王强强．隔盐灸神阙治疗寒凝血瘀型原发性痛经 [J]．上海针灸杂志，2016，35（2）：

中药神阙穴敷贴治疗寒凝血瘀型原发性痛经。将干姜、肉桂、丁香、细辛、赤芍、生蒲黄、没药、川芎、制香附等比例研末备用。治疗时取药粉 3g，与黄酒（稍加热至体温）调和成饼，贴于患者肚脐（神阙穴）。于经前 7 日开始使用，每次敷贴 1 小时，每日 1 次，用至月经来潮第 3 日停药。疗程为 2 个月经周期，取得较好疗效。叶璐，都乐亦，吴昆仑.温通散神阙穴敷贴治疗寒凝血瘀型原发性痛经的疗效及作用机制研究［J］.上海中医药杂志，2018，52（5）：51–54.

隔药脐灸法治疗原发性痛经寒凝血瘀证。将小茴香、延胡索、没药、当归、川芎、官桂、黄芪，黄芪的量倍于以上各药，将上述药物充分混合研末，备用。取适量面粉，将其与温水混合均匀，揉成面团，备作面碗，面碗底部直径 6cm、碗底厚度 2cm，碗底中间孔直径 1.5cm，碗沿高 1.5cm、厚 1cm，备用。取适量艾绒，制作直径约 2cm、高约 2cm 的艾炷，备用。嘱患者取仰卧位，暴露神阙穴，用医用酒精常规消毒穴位后，将面碗内径中央对准脐孔位置于脐上，取适量药末填满脐孔及面碗碗底中央孔，把点燃的艾炷放在药末上，连续施灸 1.5 小时。于月经干净后 2 日开始治疗，每 3 日 1 次，月经来潮即停止治疗。共治疗 3 个月经周期，30 例患者，痊愈 6 例，有效 12 例，显效 10 例。施丽洁.隔药脐灸法治疗原发性痛经寒凝血瘀证临床研究［J］.光明中医，2019，34（8）：1239–1242.

穴位贴敷配合温经止痛方治疗寒湿凝滞型原发性痛经。口服中药颗粒剂，益母草 30g，茯苓 25g，当归 15g，肉桂、干姜、防风、藁本、甘草、木香各 10g，姜半夏 9g，吴茱萸 5g。伴呕恶者，加砂仁；伴小腹胀痛者，加乌药。每日 1 剂，每日 2 次，经前 1 周开始口服温经止痛方，用药至月经来潮第 3 日止（共 10 日）。将细辛 3g，花椒、艾叶各 6g 研末，用姜汁调和成膏状，贴敷神阙穴 2～4 小时，每日 1 次。经前 1 周开始穴位贴敷神阙穴，用药至经潮第 3 日止（共 10 日）。治疗 37 例，显效 20 例，有效 6 例。黄竞萱，周柯.穴位贴敷配合温经止痛方治疗寒湿凝滞型原发性痛经疗效观察［J］.四川中医，2019，37（12）：168–170.

神阙敷贴法治疗血瘀型原发性痛经。将香附 15g，延胡索 30g，三棱 15g，五灵脂 15g，木香 10g，莪术 15g，肉桂 9g，丁香 3g，混匀研末备用。月经前 3 日开始治疗，嘱患者坐位或平躺，取适量中药粉，用白酒（56 度二锅头）调成膏状（放于桌面不流动为宜），用生理盐水清洗脐内皮肤，擦干后将调好的药膏填满肚脐，平脐周皮肤，穴位贴盖于脐及脐周，留中药于脐内 4 小时，将胶布揭开，取出中药，清洗脐内皮肤，每日 1 次（睡前 4 小时贴敷），贴至疼痛缓解。连续治疗 3 个月经周期，30 例患者，痊愈 7 例，显效 7 例，有效 14 例。杨娇，郭锡全.神阙敷贴法治疗血瘀型原发性痛经疗效观察［J］.上海针灸杂志，2017，36（2）：162-166.

点穴配合艾灸治疗急诊重度痛经。患者仰卧或坐位，医者用拇指在患者双侧血海、三阴交、足三里穴附近探寻，找出有压痛、结节、条索等病理性反应点处；医者用拇指依血海、足三里、三阴交顺序点按，力量以患者明显感觉穴位处有酸、胀、困、痛感为度，每穴点按 5 分钟，待患者疼痛症状缓解后（如不缓解可延长至 10 分钟），温和灸患者神阙、气海、关元，共 30 分钟。治疗 37 例，疼痛消失 20 例，疼痛减轻 17 例。陈欣.点穴配合艾灸治疗急诊重度痛经患者 37 例［J］.光明中医，2016，31（19）：2853-2854.

三、乳腺增生

经神阙穴透皮给药治疗乳腺增生。口服中药仙茅 9g，淫羊藿 30g，鹿角片（先煎）10g，海藻 30g，桃仁 15g，丹参 30g，肉苁蓉 12g，巴戟天 12g，郁金 12g，制香附 12g，延胡索 15g，三棱 15g，莪术 15g。每日 1 剂，分 2 次服用。同时用中药膏（将淫羊藿、巴戟天、制香附、莪术、水蛭、郁金、丁香等比例研末，用时与醋混合成膏状，每次约 10g）敷贴于神阙穴，用伤口贴固定于皮肤，隔日 1 贴。30 日为 1 个疗程，经期停药，连续应用 3 个疗程。治疗 30 例，痊愈 5 例，显效 18 例，有效 5 例。王群.经神阙穴透皮给药治疗乳腺增生病的临床研究［J］.辽宁中医杂志，2011，38（5）：931-933.

中药穴位敷贴治疗乳腺增生。将制香附、延胡索、水蛭、鹿角等比例研末，用温水制成膏剂，贴敷于乳房阿是穴（病灶及疼痛明显部位，左右乳房各选 1 处）、神阙穴，晚上睡前敷贴，次日清晨揭下，隔日 1 次，连续治疗 3 个月。治疗 60 例，痊愈 9 例，显效 23 例，有效 26 例。王小平，王群，栗文娟，等. 中药穴位敷贴治疗乳腺增生病疗效观察［J］. 上海针灸杂志，2010，29（8）：506-508.

四、慢性附件炎

神阙灸加针刺治疗慢性附件炎。取厚 0.4cm 的鲜姜 1 片，用针扎许多细孔，平放在神阙穴上，上面放直径 1.5cm、高 1.8cm 的艾炷点燃、灸之，当患者感到灼热时，即另换一炷，每日 1 次，每次一般灸 3 壮，每壮 6 ～ 7 分钟，10 次为 1 个疗程。针刺中极、关元、足三里、三阴交，腰骶酸痛加肾俞、次髎，月经过多加隐白，每次取 3 ～ 5 个穴，交替使用，留针 30 分钟，每日 1 次，10 次为 1 个疗程，疗程间休息 3 ～ 5 日。治疗 3 个疗程后，30 例患者，痊愈 18 例，有效 12 例。宋士刚. 神阙灸加针刺TDP 照射治疗慢性附件炎 30 例［J］. 中国民间疗法，2011，19（2）：28-29.

五、慢性盆腔炎

腹针配合神阙灸治疗慢性盆腔炎。腹针针刺中脘、下脘、气海、关元、关元下（关元穴下 0.5 寸）、气穴、外陵、水道穴。肝气郁滞，加滑肉门（右）；下腹部有疼痛性硬结，加阿是穴；便秘，加天枢穴。留针的同时，温灸盒灸神阙，留针施灸 30 ～ 40 分钟。每周治疗 3 次，从本次月经干净后始至下次月经来潮时为 1 个疗程，共治疗 3 个疗程。治疗 132 例，治愈 83 例，显效 27 例，有效 16 例，无效 6 例。张洪艳，屈莉红. 腹针配合神阙灸治疗慢性盆腔炎疗效观察［J］. 上海针灸杂志，2012，3（5）：326-327.

六、不孕症

隔药灸脐法治疗输卵管阻塞性不孕症。将中药熟附子、五灵脂、肉桂、白芷、川椒、冰片等比例研细末，填满脐孔，将艾炷（直径约2cm、高约2cm）置于药末上，连续施灸28壮。灸后用医用胶布固封脐中药末，1日后自行揭下，并用温开水清洗脐部。在此期间若有脐部不适，可将胶布提前揭下，取得满意疗效。马红，田利军.隔药灸脐法治疗输卵管阻塞性不孕症1例［J］.中国民间疗法，2012，20（11）：11.

石英毓麟汤配合艾灸治疗排卵障碍性不孕。石英毓麟汤药物组成：紫河车3g，紫石英30g，菟丝子20g，淫羊藿20g，枸杞子20g，当归10g，川芎6g，白芍10g，赤芍10g，香附10g，川牛膝10g，续断10g，花椒3g，牡丹皮10g，肉桂3g。便秘，加肉苁蓉10g；情绪抑郁，加合欢皮10g；瘀血，加丹参20g；腔体B超示卵泡未破裂黄素化，加炮甲珠6g，王不留行10g。每日1剂，沸水冲，早、晚各1次温服。在月经第7日始服，共服7～12剂。艾灸治疗于月经周期第10日开始，每日灸神阙穴1次，每次30分钟，连灸7次。治疗3个月经周期为1个疗程，治疗2个疗程60例患者，妊娠45例。贾翠敏.石英毓麟汤配合艾灸治疗排卵障碍性不孕60例临床观察［J］.河北中医，2012，34（5）：681.

针灸治疗宫寒不孕症。取中脘、足三里（双）、神阙、气海、关元、子宫（双）、三阴交（双）穴。针刺采用提插补法，足三里用温针灸法，腹部以神阙为中心采用艾灸盒灸。每次治疗40分钟。隔日1次，10次为1个疗程，遇经期暂停，月经周期第12日开始同房，3个疗程后观察结果。治疗13例，痊愈10例，有效2例。黄海涛.针灸治疗宫寒不孕症13例［J］.上海针灸杂志，2011，30（12）：853.

理冲汤灌肠配合灸疗神阙穴治疗不孕症。将黑三棱9g，莪术9g，生黄芪15g，党参15g，生山药15g，天花粉12g，知母12g，白术12g，生鸡内金9g，共成1剂，浸泡45分钟以上，加600mL水进行煎煮，待浓缩至约 150mL 后，留取药液，去除药渣，将药液灌肠使用，每日 1 次，连续使用 15 日，并以月经周期第 11 日作为起始，温和灸神阙穴，以皮肤感觉温暖、舒适、无灼热感为佳，每次 30 分钟，每日 1 次，连续灸疗 10 日。治疗 3 个月经周期，55 例患者，显效 23 例，有效 22 例。曾彬 . 理冲汤灌肠配合灸疗神阙穴治疗不孕症临床疗效分析 [J] . 中医临床研究, 2017, 9（5）: 108-110.

针灸并用治疗不孕症。患者取平卧位，局部常规消毒后，采用毫针针刺，神庭穴针尖向下平刺 10 ～ 16 mm，列缺穴针尖向手臂方向斜刺10mm，得气后行捻转补法；足三里直刺 20 ～ 30mm，得气后行捻转补法；关元、太溪、太冲、气穴、公孙均直刺 10 ～ 16mm，其中关元和公孙得气后行捻转补法，余穴用平补平泻法，得气后留针 30 分钟。卵泡期于太溪加用灸盒施灸，艾灸 30 分钟；排卵期加强太冲穴的刺激，采用捻转平补平泻法；黄体期于神阙至关元、足三里、太溪加用灸盒施灸，艾灸距离患者皮肤 2 ～ 3cm，艾灸 30 分钟。每周一、三、五各治疗 1 次。经期停止针灸治疗，1 个月经周期为 1 疗程，备孕当月排卵后第 7 日停止针灸治疗，连续治疗 3 个月经周期，取得满意疗效。杨丽洁，吴节，杨林，等 . "调冲任、固肾元"针灸法对黄体功能不全患者卵泡发育及妊娠结局的影响 [J] . 中国针灸, 2019, 39（9）: 927-931.

七、子宫内膜异位症

七厘散穴位敷贴治疗子宫内膜异位症。取七厘散 1g 用少量黄酒调和，敷贴于患者神阙穴，用艾条温和灸 20 分钟，灸后用麝香止痛膏外贴（皮肤敏感者用肤疾宁外贴）固定，48 小时更换 1 次。每次月经干净后第 10日开始治疗，到第 2 次月经干净时结束，治疗 2 个月为 1 疗程，一般治疗需 2 ～ 4 个疗程，可有效改善患者痛经、月经不调、肛门坠胀痛、性交痛等症状。汪慧敏，王幸儿 . 七厘散穴位敷贴治疗子宫内膜异位症的临床观察[J] . 上海针灸杂志, 2003, 22（4）: 24-25.

消异种子丹贴脐治疗盆腔子宫内膜异位症。将水蛭30g，炒穿山甲30g，蜈蚣4条，延胡索30g，制没药30g，制乳香30g，生大黄35g，炒桃仁30g，红花20g，川芎25g，木香25g，肉桂20g，淫羊藿30g，菟丝子30g，共研细末，瓶装备用。用时取药末10g，以温开水调和成团，涂在神阙穴，外盖纱布，胶布固定。3日换药1次，30次为1疗程。治疗4个疗程后，113例患者，痊愈40例，显效45例，有效22例。庞保珍，赵焕云.消异种子丹贴脐治疗盆腔子宫内膜异位症113例［J］.吉林中医药，2004，24（6）：22-23.

八、先兆流产

神阙穴中药贴敷辅助治疗早期先兆流产。肌肉注射黄体酮注射液20 mg/d及人绒毛膜促性腺激素注射液2 000 U/d。治疗期间，配合神阙穴中药贴敷，取阿胶1g，艾叶1g，杜仲1g，补骨脂1g，将上述颗粒制剂兑温开水少许，逐渐加温，以烊化为度，调制成膏剂，抹于患者的神阙穴，覆盖小方纱一层，外加胶带固定，每日1次，保留4～6小时。2周为1个疗程，治疗1～2个疗程。治疗58例，治愈49例，有效6例，无效3例。黄慧红，杨秀平，言彩蝶，等.神阙穴中药贴敷辅助治疗早期先兆流产疗效观察［J］.广西中医药，2014，37（1）：27-28.

神阙穴拔罐、温灸、贴药治疗滑胎。于末次流产清宫术后（或初诊患者）神阙穴拔罐，留罐2～3分钟，去罐以艾条温和灸脐20～30分钟，去灸后将装好药粉的家蚕茧壳（破洞口朝上）贴于脐部，以胶布固定之，3日重复1次，每于拔罐前，2～6小时去脐部茧壳，10次为1个疗程。疗程间相隔10～15日。茧壳内装药粉为菟丝子120g，桑寄生、续断、阿胶各60g，黄芪、党参各20g，诸药研极细末，临用装入茧壳内，以茧壳装满为度。治疗3～6个疗程，351例患者，痊愈161例，显效72例，有效74例。赵玉侠.神阙穴拔罐、温灸、贴药治疗滑胎351例［J］.上海针灸杂志，2001，20（5）：22.

九、妊娠呕吐

止吐安胎脐贴治疗妊娠剧吐。将姜半夏 15g，陈皮 10g，木香 10g，砂仁 10g，鸡内金 15g，墨旱莲 15g，川续断 15g，桑寄生 15g，菟丝子 10g，甘草 3g，研粉，鲜生姜榨汁调成糊状，制成 1.3cm×1.3cm 大小的药饼。治疗时将药饼放于神阙穴上，外用胶布固定，不用按压，保留 4 小时，如不慎掉落随时更换。每日 1 次，连用 7 日。治疗 35 例，治愈 26 例，好转 6 例，未愈 3 例。于胜男，刘彦.止吐安胎脐贴治疗妊娠剧吐 35 例［J］.中国民族民间医药，2015，24（24）：81-82.

中药贴敷神阙穴及涌泉穴治疗妊娠剧吐。将姜制半夏 6g，丁香 6g 于碾钵中碾磨成粉，加入 5mL 现榨生姜汁调成中药糊，摊于敷贴胶布上，贴于神阙穴，每次保留 4 小时，每日 2 次。另把姜制吴茱萸粉 3g，用麻油 5mL 调成糊状，摊于敷贴胶布上，贴在涌泉穴上，待药粉干透即可取下。治疗 30 例，显效 18 例，有效 11 例。袁光慧，李济衡，关葵花.中药贴敷神阙穴及涌泉穴治疗妊娠剧吐的疗效［J］.深圳中西医结合杂志，2018，28（6）：52-53.

吴茱萸贴敷神阙穴治疗妊娠剧吐。取吴茱萸 5g，姜制半夏 3g，丁香 3g 研磨成粉，用生姜汁调成糊状，烘干后制成饼状，填满患者整个肚脐，可高出腹部皮肤 2mm 左右，顶部覆盖直径达 2～2.5cm，轻轻压实并以贴敷用胶布覆盖固定，在气温较低时以 40～50℃暖水袋置于患者脐部敷贴上保温，每次敷贴均贴敷 6 小时，每日 2 次，7 日为 1 个疗程。治疗 40 例，显效 25 例，有效 13 例。龚琳，张伶俐.吴茱萸贴敷神阙穴治疗妊娠剧吐临床观察［J］.中国中医药现代远程教育，2019，17（14）：81-83.

贴敷神阙穴联合温针内关穴对妊娠剧吐。将丁香 6g，半夏 6g 碾压之后用 5mL 生姜汁调为糊状之后在胶布上贴敷，贴在神阙穴，每次保留时间 4 小时，每日 2 次。另外给予温针灸内关穴，每日 1 次，治疗 1 周。治疗 60 例，显效有 48 例，有效 12 例。廖海燕.贴敷神阙穴联合温针内关穴对妊

娠剧吐的效果 [J]. 中国农村卫生, 2020, (9): 35-37.

丁姜和胃膏贴敷神阙穴配合艾灸内关穴治疗妊娠恶阻。艾条温和灸内关穴 20 分钟, 每日 1 次。半夏和丁香各 15g 研末, 用鲜生姜汁 30g 调和敷在患者神阙穴处, 每日 1 次, 每次 4～6 小时。治疗 21 例, 痊愈 8 例, 显效 7 例, 有效 6 例。张菊. 丁姜和胃膏贴敷神阙穴配合艾灸内关穴治疗妊娠恶阻疗效观察 [J]. 智慧健康, 2019, 5 (26): 163-164.

中药内服加夏茹和胃膏神阙穴贴敷治疗妊娠恶阻肝胃不和恶心呕吐。取颗粒剂半夏 5g, 竹茹 5g, 以醋调为膏状, 制成 0.8cm×0.8cm、厚 0.3cm 的药垫, 敷于神阙穴, 以纸胶布固定, 每次 4 小时, 早晚各 1 次。口服中药苏叶 9g, 黄连 3g, 陈皮 6g, 姜半夏 6g, 姜竹茹 9g, 炒白芍 10g, 佛手片 10g, 每日 1 剂, 7 日为 1 个疗程。治疗 39 例, 痊愈 21 例, 有效 7 例。林丽娜, 李淑萍, 袁杰, 等. 中药内服加夏茹和胃膏神阙穴贴敷治疗妊娠恶阻肝胃不和证的疗效观察 [J]. 云南中医中药杂志, 2018, 39 (7): 49-50.

和胃安胎膏外敷神阙穴治疗肝胃不和型妊娠剧吐。将党参、丁香各 15g, 黄连 12g, 竹茹 9g, 陈皮 6g。用时取颗粒剂, 开水调成 2cm×2cm 糊状, 待其温度降至 40℃左右, 外敷于神阙穴, 外用纱布覆盖并固定。每次保留 4 小时, 每日 1 次, 5 日为 1 个疗程。连续治疗 2 个疗程, 65 例患者, 治愈 42 例, 有效 18 例, 无效 5 例。陈湘宜, 孙云, 高楚楚, 等. 和胃安胎膏外敷神阙穴治疗肝胃不和型妊娠剧吐 65 例 [J]. 浙江中医杂志, 2019, 54 (7): 528.

十、产褥期病证

（一）产后出血

隔盐灸神阙穴治疗宫缩乏力性产后大出血。患者取仰卧位, 冬季注意保暖, 75% 酒精棉球清洁神阙穴, 用细净食盐敷于脐上。阴道分娩者, 置艾炷于盐上施灸, 患者感到灼痛时, 即用镊子取走余下的艾炷, 再更换新柱，连用 5 壮；剖宫产者，术者手持艾条，施回旋灸，至局部皮肤出现红晕而无烧烫伤、不起疱为度。治愈 89 例，显效 5 例，无效 2 例。霍霞.隔盐灸神阙穴治疗宫缩乏力性产后大出血96例［J］.中国民间疗法，2010，18（8）：13.

（二）产后宫缩痛

暖宫止痛贴配合艾灸神阙穴治疗产后宫缩痛。将川芎 15g，当归 15g，附子 15g，肉桂 15g，香附 20g，白芍 15g，五灵脂 20g，延胡索 20g，鲜姜 6g，木香 20g，研末后加适量陈醋调成糊状，湿度适中，制成 4cm×4cm 的穴贴，于产后及时贴在神阙、中脘、关元、子宫诸穴，每日 2 次，每次 2 ～ 3 小时。同时温和灸神阙穴，每日 2 次，每次 15 ～ 20 分钟，取得较好疗效。邱慧敏，陈勇.暖宫止痛贴配合艾灸神阙穴治疗产后宫缩痛疗效观察［J］.中国农村卫生，2016，（3）：79–80.

中药贴敷神阙穴治疗产后宫缩痛。将艾叶、白芥子、细辛、延胡索、川芎、甘遂等比例研末，用时取适量药末，用姜汁调成糊状，制成直径约 1.5cm 药饼，贴于产妇神阙穴。一般持续贴敷 4 ～ 6 小时，每日 2 次，取得较好疗效。王彦俊.中药贴敷神阙穴治疗产后宫缩痛的疗效观察［J］.全科护理，2016，14（23）：2417–2418.

（三）产后尿潴留

针灸治疗产后尿潴留。先用新鲜葱白捣烂填满神阙穴，然后用艾条行雀啄灸 30 分钟，每日 2 次。关元、中极穴行温和灸 15 分钟，针刺足三里（双）、委阳（双）、三阴交（双），留针 30 分钟，每日 1 次。大部分患者治疗 1 次即可，部分患者治疗 2 ～ 4 次。治疗 36 例，痊愈 36 例。黄琼珍，李小勤，谭栋，等.针灸治疗产后尿潴留36例［J］.中国民间疗法，2012，20（12）：13.

（四）产后便秘

小承气汤穴位贴敷治疗产后便秘。将生大黄 10g，厚朴 10g，枳壳 10g

研末，加少量醋调成糊状，然后将药糊取适量敷在神阙穴，外用胶布固定，每次贴敷 4～6 小时，每日 1 次，连续 10 日。治疗 50 例，治愈 31 例，好转 16 例。彭凤. 小承气汤穴位贴敷治疗产后便秘临床研究. 实用中医药杂志，2018，34（8）：996.

（五）产后褥汗

穴位敷贴神阙穴治疗产后褥汗。将五倍子、煅牡蛎按 2：3 配伍，研粉储存。睡前取 3g 药粉加食用醋适量调匀，贴在神阙穴上，并嘱产妇适当按压敷贴。每日 1 次。治疗 3 日后，35 例患者，显效 13 例，有效 18 例。梁彩英，陈沛英，梁翠葵. 穴位敷贴神阙穴治疗产后褥汗的护理［J］. 中医药导报，2014，20（8）：142-143.

（六）产后子宫恢复

生化合剂合艾条灸神阙穴促进产后子宫复旧。口服中药生化合剂（当归 25g，川芎 15g，桃仁 12g，炮姜、炙甘草、益母草各 10g，蒲黄 12g，五灵脂、延胡索各 15g），每日 1 剂，分 2 次服用。采用温和灸神阙穴 15～20 分钟，每日 1 次。产后当日开始治疗，连续治疗 5 日。150 例患者，显效 109 例，有效 36 例。姚玲. 生化合剂合艾条灸神阙穴促进产后子宫复旧的临床观察［J］. 广西中医药大学学报，2014，17（2）：37-39.

（七）产后抑郁症

通元针法联合隔药盐灸神阙治疗产后抑郁症。将藿香 15 份、石菖蒲 15 份、皂角（煨）10 份、干姜 5 份、肉桂 5 份、丁香 10 份、小茴香 15 份、苏合香 5 份、雄黄 2 份、黄芪 20 份、粗盐 100 份，粉碎炒制后备用。针刺百会、大椎、气海、关元，大椎平补平泻，其余穴位采用补法。肝气不舒，配肝俞、期门、太冲、行间，太冲、行间采用泻法，其余穴位平补平泻；肝郁化火，配肝俞、期门、行间（双侧）、侠溪（双侧），行间、侠溪采用泻法，其余穴位平补平泻；心脾两虚，配心俞、脾俞、巨阙、章门、血海、神门（双侧）、足三里、三阴交，全部穴位均采用补法。进针后行手法得气，强度以患者舒适为度，留针 30 分钟，间隔 5 分钟行针 1 次。先取俯卧位针刺背部、头部穴位，再取仰卧位针刺胸腹部、四肢穴位。针刺同时在脐部神阙穴填满药盐，中艾炷灸 9 壮。针刺联合隔药盐灸神阙治疗每日 1 次，6 次为 1 个疗程。疗程间休息 1 日，共治疗 4 个疗程。治疗 40 例，痊愈 5 例，显效 14 例，有效 17 例。张贵锋，闵水平，曾统军，等.通元针法联合隔药盐灸神阙治疗产后抑郁症临床研究［J］.针灸临床杂志，2017，33（3）：4-8.

通元针法联合隔药盐灸神阙治疗产后抑郁症。针刺主穴关元、气海、大椎、百会，大椎穴平补平泻法，其他穴位采用补法。辨证取配穴，肝气不舒者，取太冲、期门、肝俞、行间，太冲、行间采用泻法，其他穴位采用平补平泻法；心脾两虚者，取神门、血海、章门、心俞、脾俞、巨阙、足三里、三阴交，均采用补法；肝郁化火者，取期门、行间、肝俞、侠溪，期门、肝俞采用平补平泻法，其他穴位采用泻法，进针后行手法得气，补虚泻实，留针 30 分钟，间隔 5 分钟行针 1 次。患者取俯卧位，针刺头部、背部穴位，之后取仰卧位，针刺四肢、胸腹部穴位。将药盐（粗盐 100 份，黄芪 20 份，藿香、石菖蒲、小茴香各 15 份，皂角、丁香各 10 份，干姜、肉桂、苏合香各 5 份，雄黄 2 份）研末，填满脐部神阙穴，中艾炷灸 9 壮。每日 1 次，6 次为 1 个疗程，连续治疗 4 个疗程。42 例患者，显效 18 例，有效 20 例。吕昆.通元针法联合隔药盐灸神阙治疗产后抑郁症临床效果体会［J］.中医临床研究，2018，10（28）：18-20.

十一、绝经前后病证

（一）更年期功能性子宫出血

灸法治疗更年期功能性子宫出血。隔盐艾绒壮灸神阙，每次 20 壮，配合艾条悬灸足三里、血海、至阴、三阴交、气海、大敦，每穴 20 分钟，配穴交替使用，每日 1 次。月经来潮后第 3 日开始治疗，直至经血停止，再巩固治疗 5 ～ 7 日，月经恢复正常周期后仍须坚持治疗 2 ～ 3 个疗程。

25 例患者，治愈 12 例，有效 10 例。孙良君 . 灸法治疗更年期功能性子宫出血 25 例［J］. 中国针灸，1996，16（6）：49.

（二）更年期综合征

灸脐治疗女性更年期综合征。将生地黄、肉苁蓉、菟丝子、吴茱萸等比例共碾为末，加入等量食盐备用。将药盐填脐，填平后再填成厚约 0.5cm、长宽约 3cm×3cm 的范围，以高 1cm、直径 0.8cm、重 0.1g 艾炷点燃置于药盐上，灸至局部皮肤出现潮红为度。每日 1 次，4 周为 1 疗程。治疗 31 例，显效 25 例，有效 5 例，好转 1 例。李芳莉 . 灸脐治疗女性更年期综合征的临床观察［J］. 中国针灸，2004，24（10）：689-690.

艾灸治疗阳虚体质围绝经期综合征。温灸盒灸神阙、三阴交（双侧），距离皮肤 2～3cm，每次 30 分钟，隔日 1 次，15 次为 1 个疗程，取得较好疗效。李启荣，梁劲松，唐丽颖，等 . 艾灸治疗阳虚体质围绝经期综合征的临床研究［J］. 广西中医药，2015，38（5）：18-20.

（三）围绝经期失眠

穴位贴敷疗法结合艾灸治疗围绝经期失眠。将淫羊藿 9g，巴戟天 9g，当归 9g，黄柏 6g，知母 6g，研磨成细粉末后，加入麝香、鲜姜汁及香油，调成膏状，制备成圆锥状药饼，直径约 2cm，贴于神门（双侧）、关元、肝俞（双侧）、肾俞（双侧）、三阴交（双侧）、涌泉（双侧），每穴 30 分钟。贴好后配以艾灸百会与神阙，患者取坐位，以百会和神阙分别为中心点上固定艾灸盒，使艾灸的范围能够覆盖百会及神阙区域，点燃艾条并插入灸盒内，灸感以覆盖区域有温热感为宜，时间为 20 分钟，每日 1 次，以 10 日为 1 个疗程，连续治疗 3 个疗程，能够明显改善围绝经期失眠症状。邢蓉，王轶蓉 . 穴位贴敷疗法结合艾灸治疗围绝经期失眠［J］. 长春中医药大学学报，2019，35（6）：1121-1124.

腹针疗法联合针灸治疗围绝经期失眠。腹针针刺中脘、下脘、气海、关元、双侧外陵、双侧滑肉门、水分，实施轻捻转法，不提插。体针针刺神门（以局部酸胀或麻电样感向指端放散为宜），三阴交直刺或向悬钟透

刺（以局部、小腿、膝、足底部有酸胀感为宜），留针 30 分钟。其间温灸
盒灸神阙穴 30 分钟，每日 1 次。治疗 10 日，36 例患者痊愈 13 例，显效
8 例，有效 15 例。牛庆强，雷鹏鹏，乔瑜.腹针疗法联合针灸治疗围绝经期
失眠 36 例［J］.中国民间疗法，2019，27（18）：20-22.

（四）绝经后骨质疏松症

隔药灸脐治疗绝经后骨质疏松症。将淫羊藿、补骨脂、肉苁蓉、丹
参、川芎、黄芪、白术等比例研末，加入醋调均，治疗时取适量置于患者
神阙穴，轻按压填满并略微高出皮肤 1mm，向脐周推开成薄饼状，将艾
绒搓成 1cm×1cm 的圆锥形小体置于中药饼，连续施灸 10 壮，以脐部皮
肤稍稍发红为度，灸后用医用敷贴胶布封脐，3～4 日后自行揭下并温水
清洗，每周 1 次，艾灸过程中以患者的耐受为度，防止烫伤脐部皮肤。同
时口服钙尔奇 D，持续治疗 16 周，取得较好疗效。吴启梅，刘之浩，刘
立平，等.神阙穴隔中药灸治疗绝经后骨质疏松症临床观察［J］.河南中医，
2018，38（2）：302-305.

神阙穴隔药灸治疗绝经后妇女骨质疏松症。将骨碎补、肉苁蓉、淫羊
藿、吴茱萸、田三七各等份共碾为末，加入等量食盐备用。将药盐填脐，
填平后再填成厚 0.5cm、长宽约 3cm×3cm 的范围，以高 1cm、直径 0.8cm、
重 0.1g 艾炷点燃置于药盐上灸至局部皮肤出现潮红为度。每日 1 次，10 次
为 1 疗程，疗程间休息 3 日，取得较好临床疗效。李芳莉，吴昊.神阙穴隔
药灸治疗绝经后妇女骨质疏松症 34 例［J］.中国针灸，2005，25（7）：448.

十二、盆底松弛综合征

艾灸治疗女性盆底松弛综合征。悬灸百会、中脘、神阙、关元、足三
里、三阴交、脾俞、胃俞、肾俞，每穴 15 分钟，每日 1 次，连续治疗 4
周。治疗 1 日后下腹疼痛症状减轻，3 日后已可排便，1 周后即能进流
食，4 周后症状基本消失。崔华胜，汪国宏，王建峰.艾灸治疗女性盆底松
弛综合征 1 例［J］.人民军医，2017，60（4）：404.

十三、子宫脱垂

针灸配合神阙穴敷药治疗子宫脱垂。将蓖麻子研面后与食盐等比例混合填入神阙穴中,后施温和灸,以感灼热为好。同时针刺百会、人中,双侧合谷、委中、腰眼穴,留针30分钟,艾条悬灸百会穴10～20分钟,以头顶温热感,无灼痛为度,艾炷法重灸腰眼穴,温度略感灼痛为度,共灸10壮,每日1次。于每次月经干净后进行治疗,10次为1个疗程,治疗3个疗程。治疗20例,痊愈15例,有效4例。刘娟.针灸配合神阙穴敷药治疗子宫脱垂20例 [J].中国中医急症,2010,19(10):1806-1807.

第六章
男科病证

一、良性前列腺增生

针灸治疗良性前列腺增生。常规针刺肾俞、膀胱俞、中极，配穴取关元、水道，留针30分钟，同时用药艾条（成都滨江药业有限公司生产，药物成分：艾叶、桂枝、高良姜、广藿香、降香、香附、白芷、陈皮、丹参、生川乌）于肾俞、关元、神阙行温和灸，以患者能耐受为度，令温度保持，灸30分钟。每日1次，治疗3个月后评定疗效。治疗64例，治愈22例，显效17例，有效18例。徐泽杰. 针灸治疗良性前列腺增生疗效观察［J］. 中国针灸，2014，34（3）：241-244.

神阙穴隔盐灸配合三阴交穴温针灸治疗虚证良性前列腺增生。令患者取仰卧位，暴露脐部。取炒制过的纯净干燥粗盐适量，纳入脐中，使其与脐平。然后上置艾炷，点着尖部，令其缓缓燃下，至患者稍感烫热，即易炷再灸，每次灸4壮。同时温针灸三阴交穴，留针30分钟。每日1次，每周治疗5日，共治疗12周。治疗19例，治愈9例，显效4例，有效3例。李伟红，凌昌全. 神阙穴隔盐灸配合三阴交穴温针灸治疗虚证良性前列腺增生症［J］. 第二军医大学学报，2015，36（12）：1382-1384.

隔盐灸治疗良性前列腺增生。用盐将脐窝填平，在盐上放置底直径约

1.5cm、高约 2cm 的艾炷，每次灸 4 壮，每日 1 次，7 次为 1 个疗程，疗程间休息 3 日，继续下 1 个疗程，持续 3 个月后统计疗效。治疗 50 例，临床控制 5 例，显效 16 例，有效 18 例。黄太权，蒋生云，徐东浩，等.隔盐灸治疗良性前列腺增生症 50 例临床疗效观察 [J].四川中医，2016，34（1）：175-177.

神阙穴隔盐灸配合腹针"引气归原"方治疗良性前列腺增生。患者取仰卧位，暴露脐部，取纯净干燥的细白盐适量，纳入脐中，使之与脐平，上置直径约 2.8cm、高 1.2cm 的圆柱形艾炷施灸，使其缓缓燃下，待患者稍感烫热，易炷再灸，每次灸 4 壮。毫针直刺中脘、下脘、气海、关元，得气后留针 30 分钟。每日 1 次，每周 5 日，共治疗 12 周。治疗 30 例，痊愈 13 例，显效 7 例，有效 7 例。刘秀云，曾银苑，温慧红.神阙穴隔盐灸配合腹针"引气归原"方治疗良性前列腺增生 [J].深圳中西医结合杂志，2017，27（10）：39-41.

隔盐灸配合电针治疗前列腺增生。患者取仰卧位，暴露脐部，取纯净干燥之细白盐适量，纳入脐中，使之脐平，然后上置艾炷施灸，至患者稍感灸热，即更换艾炷，首次灸 6 壮。灸后针刺关元、气海、水道、肾俞、次髎、秩边，随症配用足三里、三阴交、太溪。针刺关元、气海、水道、次髎、秩边时，要求针感放射至阴部尿道口，余穴常规针刺，肾俞、关元、气海接电针治疗仪，采用疏密波及中慢频率，留针 20 分钟。每日 1 次，10 次为 1 个疗程，疗程间休息 2 日，共治疗 4 个疗程。治疗 60 例，痊愈 32 例，好转 26 例。陈棋.隔盐灸配合电针治疗前列腺增生 60 例 [J].上海针灸杂志，2015，34（9）：817.

二、慢性前列腺炎

丁桂散贴敷神阙穴治疗慢性非细菌性前列腺炎。将丁香、肉桂按 3∶10 研末，用时取 1g，用温水调和成均匀的质团敷于神阙穴，外用医用敷料固定，并于每日晚上 8 点换药 1 次。每日 1 次，治疗 4 周后，74 例患者，显效 11 例，有效 27 例。赵冰，王彬，莫旭威，等.丁桂散贴敷神阙穴、会阴穴治疗慢性非细菌性前列腺炎随机对照临床研究［J］. 中国性科学，2014，23（9）：59-62.

磁疗穴位贴敷联合盐酸坦洛新缓释片治疗慢性前列腺炎。使用磁疗穴位贴敷贴（F型，天津海奥斯科技有限公司），将功效面外敷于神阙、关元穴处。若无不良反应，贴敷时间可维持24小时。治疗2周后进行疗效观察。治疗45例，痊愈15例，显效18例，有效10例。张瑞敏. 磁疗穴位贴敷联合盐酸坦洛新缓释片治疗慢性前列腺炎90例［J］. 山东中医杂志，2017，36（10）：853-855.

三、勃起功能障碍

脐灸针刺配合耳穴贴压治疗勃起功能障碍。用厚0.1～0.2cm、2cm×2cm大小的附子饼，置于脐窝上，取纯艾绒捏成底部直径约1cm大小圆锥形艾炷，置于附片上，点燃艾炷，患者感灼热不可忍时，可将附片向上提起，衬以纱布，放下再灸，直至皮肤潮红为止，每日1次。针刺肾俞（双）、三阴交（双）、关元、中极，留针15分钟，每日1次。王不留行籽贴压耳穴神门、心、皮质下、内分泌、肾，每日指压3～5次，每次贴1耳，隔日换耳贴压1次。以上治疗10日为1个疗程。治疗66例，显效44例。雷中杰，李飞，陈长芬. 脐灸针刺配合耳穴贴压治疗勃起功能障碍66例［J］. 中国临床康复，2003，30（7）：4172-4173.

熏灸神阙治疗男性勃起功能障碍。将人参60g，鹿茸60g，当归300g，巴戟天600g，附子600g，肉桂600g，公丁香300g，淫羊藿600g，肉苁蓉600g，蜈蚣150g，研末备用。以温开水调面粉成面圈状（周长12cm、直径3cm），将面圈绕脐1周，后将麝香末约0.02g纳入脐中，再取上药末填满脐孔（5～8g）。用艾炷（艾炷底盘直径与面圈内径相同，约1.2cm，高约1.5cm）施灸20壮。每次艾灸2小时，灸后胶布固封脐中药末2日。3日治疗1次，30日（10次）为1个疗程。治疗35例，近期治愈10例，显效8例，有效14例。刘存志. 熏灸神阙治疗男性勃起功能障碍临床研究

[J]. 中国针灸, 2002, 22 (9): 594-596.

神阙阴阳膏外敷治疗阳痿。将蜈蚣 0.5g, 硫黄 0.8g, 马钱子 0.5g, 研成细末, 将少许的蛋黄油调成糊状, 敷到肚脐上, 在外面用橡皮膏固定, 敷 3 日后取出, 休息两日之后再进行下一次治疗。1 个疗程是 10 日, 可以连续使用 3 个疗程。治疗 68 例, 显效 31 例, 好转 25 例。司家亭. 神阙阴阳膏外敷治疗阳痿 68 例临床分析 [J]. 临床误诊误治, 2011, 24 (5): 101.

四、遗精

自拟止遗固精散外敷神阙穴治疗遗精。将五倍子 10g, 黄连 10g, 肉桂 10g, 食盐 3g, 共为细末, 将药末适量和食醋调成糊状, 敷于神阙穴上, 外用胶布固定, 每日换药 1 次, 10 日为 1 个疗程。治疗 56 例, 痊愈 51 例。宋天保, 徐永善. 自拟止遗固精散外敷神阙穴治疗遗精 56 例 [J]. 中医外治杂志, 1996, (5): 27.

五、不育症

温阳广嗣丹贴脐治疗男性不育。将巴戟天 30g, 川椒 6g, 淫羊藿 30g, 菟丝子 30g, 熟地黄 30g, 红花 30g, 香附 30g, 人参 30g, 共研细末, 瓶装备用, 临用时取药末 10g, 以温开水调和成团, 涂神阙穴, 外盖纱布, 胶布固定, 3 日换药 1 次, 10 次为 1 个疗程, 5 个疗程后统计疗效。治疗 120 例, 治愈 50 例, 显效 43 例, 有效 20 例。庞保珍, 赵焕云. 温阳广嗣丹贴脐治疗男性不育 120 例 [J]. 国医论坛, 2004, 19 (4): 35-36.

五子衍宗丸联合脐疗治疗男性弱精症。将人参 30g, 淫羊藿 30g, 菟丝子 30g, 陈皮 30g, 半夏 30g, 云茯苓 30g, 枳实 30g, 车前子 20g, 研成细末备用。另取麝香 1g, 生姜片, 食盐及麦面粉备用。先以温开水调麦面粉成面条, 将面条绕脐周围一圈 (内径 1.2 ~ 2cm), 然后把食盐填满患者脐窝略高 1 ~ 2cm, 接着取艾炷放于盐上点燃灸之, 连续灸 7 壮之后,把脐中食盐去掉，再取麝香末 0.1g 纳入患者脐中，再取上药末填满脐孔，上铺生姜，姜片上放艾炷点燃，灸 14 壮，将姜片去掉，外盖纱布，胶布固定，3 日脐疗 1 次，10 次为 1 个疗程，治疗 3 个疗程，取得满意疗效。

谢剑锋，肖高小，王志平.五子衍宗丸联合脐疗治疗男性弱精症的临床效果研究 [J].中国实用医药，2019，14（15）：118-120.

第七章
儿科病证

一、小儿过敏性鼻炎

冬病夏治穴位贴敷联合神阙穴闪罐治疗小儿过敏性鼻炎。将降麻黄、款冬花、桑白皮、制半夏、桂枝、杜仲、白术、杏仁、炒黄芩、防风、甘草等比例研成粉末，用清凉膏打底调成药膏。取适量药膏敷贴于大椎穴、肺俞穴（双侧）、定喘穴（双侧）、天突穴及膻中穴，治疗时间为夏季，每次贴敷 2～6 小时，同时联合神阙穴闪罐治疗，将玻璃罐采用闪火法迅速使罐具吸附在神阙穴上，每次连续闪扣 10 次，每次 5 分钟，间隔 5 分钟，每治疗 5 日停 2 日。连续治疗 3 个月，可明显减轻过敏性鼻炎患儿临床症状，有效调节机体淋巴细胞亚群水平，提高机体免疫力。*顾红娟，乐嘉陵，张晓凤.冬病夏治穴位贴敷联合神阙穴闪罐治疗小儿过敏性鼻炎的研究 [J].现代中西医结合杂志，2018，29（8）：823-827.*

健脾清肺方合并神阙灸对儿童过敏性鼻炎。口服中药，辛夷、防风、桔梗各 10g，麻黄 1g，川芎、栀子、杏仁各 5g，甘草 3g。外感风寒者，加用细辛 5g，五味子 3g；内蕴热毒者，加用黄芩、蒲公英各 5g；鼻塞严重者，加用苍耳子 5g；伴有咳嗽者，加用杏仁 3g。每日早晚各 1 次。6～10 岁者每次 100mL，11～14 岁每次 200mL。温灸盒灸神阙穴，以患儿灸部微红、有热感为宜，10～15分钟左右，每日1次。治疗80例，显效24例，有效50例。张莹，张景波，赵静维，等.健脾清肺方合并神阙灸对儿童过敏性鼻炎IgE、EOS的影响及临床疗效研究［J］.河北中医药学报，2019，34（2）：30-32.

经验配方颗粒结合艾灸神阙穴治疗儿童脾肺气虚型过敏性鼻炎。温和灸神阙穴20～30分钟，以局部出现发热、微红为度。口服中药颗粒剂，黄芪8g，防风8g，白术8g，大枣8g，辛夷6g，焦三仙各8g，泽泻6g，茯苓8g，薏苡仁6g，桂枝5g，蝉蜕4g，乌梅5g，甘草5g。早晚饭后温水冲服。每日1次，1周为1个疗程。治疗40例，显效24例，有效13例。许冬玉，孙麦青，许玉龙.经验配方颗粒结合艾灸神阙穴治疗儿童脾肺气虚型过敏性鼻炎40例疗效观察［J］.国医论坛，2019，34（6）：28-29.

二、小儿呼吸道感染

敷灸治疗小儿上呼吸道感染。邪袭肺卫型，用黄芩、甘草（比例2∶1.5）；脾气亏虚型，用黄芪、白术、黄芩、甘草（比例3∶2∶2∶1.5），共研末备用。取姜汁、蜂蜜、甘草醇（500 mL、32度米酒加200 g甘草泡浸1个月），按1∶2∶3比例，调药粉成泥状，取3～5g，填纳脐中，用胶布固定，12～16小时后取下，每周2次，8次为1疗程，间隔1个月进行第2个疗程。治疗142例，治愈36例，显效46例，好转47例。金丽玲，邱琦文，李扬缜.敷灸治疗小儿上呼吸道感染142例.针刺研究［J］.2001，26（1）：67-69.

伏九天穴位贴敷治疗小儿反复呼吸道感染。于夏季三伏天开始贴敷。选取肺俞、心俞、膈俞、天突、膻中穴位，贴敷伏天药饼，即白芥子5g，延胡索7g，甘遂4g，细辛4g，麝香0.1g。以上药物分别粉碎为极细末，和匀装瓶密封备用。用前加鲜姜汁与蜂蜜按2∶1比例调和，做成药饼，每次3～4小时。将神阙方药饼，即丁香1g，砂仁1g，苍术1g，白术1g，黑胡椒1 g，制法同伏天药饼，贴敷在神阙穴，每次12小时。初伏开始，10日贴敷1次，贴满三伏。冬季三九天继续贴敷，将九天药饼，即白芥子 5g，延胡索 7g，甘遂 4g，细辛 4g，麝香 0.1g，补骨脂 5g，熟地黄 3g，制法同伏天药饼，贴于前述穴位（具体操作步骤与三伏贴相同），每次贴敷 4～5 小时，神阙方药饼同前。一九开始，九日贴敷 1 次，贴满三九。贴满三伏、三九为 1 个疗程，连续贴敷 3 个疗程。治疗 60 例，显效 31 例，有效 26 例。武琪琳. 伏九天穴位贴敷治疗小儿反复呼吸道感染 60 例 [J]. 中医研究，2013，26（8）：46-48.

外治法治疗小儿闭塞性细支气管炎。将丁香、降香、沉香、小茴香各 3g，研末，以葱白（捣烂）、黄酒调膏敷脐，纱布与胶布固定，每日 1 次，取得良好疗效。连心逸. 徐荣谦教授运用外治法治疗小儿闭塞性细支气管炎临证经验 [J]. 环球中医药，2016，9（9）：1089-1091.

三、小儿肺炎

远红外咳喘化痰贴穴位贴敷治疗小儿肺炎。在氧驱雾化吸入布地奈德混悬液（国药准字 H20140475）0.5～1mg，每日 2 次治疗基础上，采用远红外咳喘化痰贴（九江高科技制药技术有限公司，国药准字 H20150073）经皮穴位贴敷治疗，将远红外咳喘化痰贴分别贴敷于神阙、天突和双侧肺俞 4 穴，贴敷 6～8 小时，每日 1 次，7 日为 1 个疗程，明显改善患儿肺炎的临床症状，缩短住院时间。王晓芳，张映辉，谢锐填. 远红外咳喘化痰贴穴位贴敷对小儿肺炎的疗效观察 [J]. 深圳中西医结合杂志，2019，29（9）：45-46.

四、小儿哮喘

冬病夏治穴位贴敷治疗小儿哮喘。穴位贴敷：选取双侧肺俞、心俞、膈俞（生白芥子、延胡索、细辛和甘遂，按 1∶2∶1∶1 比例配制）及神阙（肉桂、豆蔻、制附子、砂仁，按等份比例配制），贴敷时间为 1 小时。若患者哭闹不安，可随时揭去贴敷药物。一伏、二伏、三伏各 1 次，治疗

3 个月后，临床控制 8 例，显效 14 例，有效 19 例，无效 7 例，治疗 6 个月后，临床控制 9 例，显效 14 例，有效 19 例，无效 6 例。芦俊巍，查伟锋. 冬病夏治穴位贴敷不同穴位治疗小儿哮喘疗效观察［J］. 上海针灸杂志，2017，36（11）：1321-1324.

五、小儿扁桃体炎

疏风清热剂外敷辅助治疗小儿乳蛾。在常规基础上，配合中药敷脐，取金银花 10g，连翘 10g，薄荷 6g，贯众 10g，板蓝根 15g，甘草片 3g，研成粉末，加入食用醋充分拌匀，制成膏状，然后制成小饼状，敷于患儿神阙。2 ～ 4 小时后取下。连续治疗 5 ～ 7 日。治疗 35 例，治愈 29 例，显效 3 例，有效 2 例。何慧珍，刘玉玲. 疏风清热剂外敷辅助治疗小儿乳蛾病风热外侵证的临床观察［J］. 中国民间疗法，2020，28（7）：58-60.

六、儿童腺样体肥大

中药联合艾灸治疗儿童腺样体肥大。口服中药颗粒剂（桑叶 9g，菊花 9g，辛夷 9g，白芷 6g，苍耳子 9g，炙黄芪 20g，防风 9g，炒白术 9g，川芎 9g，浙贝母 9g，昆布 9g，蝉蜕 6g），5 岁以下患儿开水冲服 150mL，每日 3/4 剂，分 3 次口服；5 岁以上患儿开水冲 150mL，每日 1 剂，分 3 次口服。给予艾条灸印堂穴、神阙穴，施灸时将艾条的一端点燃，分别对准印堂穴、神阙穴，约距皮肤 3cm 进行熏烤。熏烤至穴位皮肤发红，使患者局部有温热感而无灼痛为宜，每次灸 10 ～ 15 分钟。每日艾灸 2 次，早晚各 1 次，疗程为 4 周。治疗 30 例，治愈 6 例，显效 11 例，有效 11 例。程赵蓓，冯杨，胡代平. 中药联合艾灸治疗儿童腺样体肥大临床研究［J］. 光明中医，2019，34（12）：1866-1868.

七、小儿单纯性流涎

中药敷神阙穴治疗小儿单纯性流涎。将益智仁9g，车前子6g，甘草3g，共研细末，取适量药末用醋或生理盐水调和，填平脐部，以胶布或止痛膏固定，局部间断热敷，24小时换药1次。治疗64例，敷脐3日痊愈21例，4日痊愈34例，5日痊愈9例。穆兆英，王秋华，张兴成. 中药敷神阙穴治疗小儿单纯性流涎64例［J］. 中医杂志，2000，41（10）：603.

神阙穴贴敷止涎贴治疗脾胃湿热型小儿滞颐。将黄连、益智仁、吴茱萸、胆南星等比例研末，用时取适量药末，以老陈醋适量调制成饼状，于每晚临睡前敷于患儿脐部，用纱布固定，在次日清晨取下，每日1次，7日为1个疗程。共治疗1～2个疗程。治疗30例，治愈16例，好转10例。郭亦男，刘爽. 神阙穴贴敷止涎贴治疗脾胃湿热型小儿滞颐的疗效观察［J］. 中国中医药，2015，13（24）：82–83.

八、小儿消化不良

调胃化食散穴位贴敷配合针刺治疗小儿积滞。将焦麦芽、焦山楂、焦神曲、炒莱菔子各10g，陈皮、桂皮、冰片各8g，草豆蔻、鸡内金各6g，砂仁15g，共研末。取适量药末，用温开水、蜂蜜调制成膏状敷于神阙穴，盖上纱布，用胶布固定，每次贴敷6～8小时，夜晚睡前给药，每日更换1次，连用7～10日为1个疗程，连续治疗2个疗程。同时配合四缝点刺，脾虚夹积，针刺足三里；积滞化热，针刺大椎、曲池、合谷；烦躁，针刺神门。治疗28例，显效20例，有效26例。罗静. 调胃化食散穴位贴敷配合针刺治疗小儿积滞症78例［J］. 江西中医药，2017，48（11）：49–50.

脐贴疗法结合辨证施护治疗小儿积滞。将木香、青皮、鸡内金、焦山楂、焦神曲、炒麦芽、麸炒白术、焦栀子、炒莱菔子等比例研末，用

0.9% 氯化钠溶液调成糊状，贴于神阙穴 24 小时，每日 1 贴，连贴 3 日。乳食内积型配合摩腹、按揉足三里、捏脊等治疗，首先用手掌以脐为中心顺时针摩腹 10 分钟，用手指按揉双侧足三里各 5 分钟，最后用三指捏脊 10～15 遍，以背部红润为度；脾虚夹积型配合摩腹、摩中脘、按揉足三里、捏脊等治疗，首先用手掌以脐为中心顺时针摩腹 10 分钟，用手指点揉中脘 10 分钟，用手指按揉双侧足三里各 5 分钟，最后用三指捏脊 10～15 遍，以背部红润为度。每日 1～2 次，连续 3 日。治疗 41 例，治愈 25 例，有效 15 例。王娟.脐贴疗法结合辨证施护治疗小儿积滞的临床观察［J］.中国民间疗法，2019，27（14）：37-38.

　　小儿捏脊配合穴位贴敷治疗小儿功能性消化不良。在操作部位涂好捏脊油，患儿俯卧床上，全身自然放松，施术者站在患儿的左侧，空掌拍打督脉及膀胱经 3 遍，推督脉及膀胱经 9 遍，持续时间为 1 分钟；采用"提三捏一"法的手法，即从患儿的长强穴开始，用两手的食指和拇指合作，在食指向前推动患儿皮肤的基础上与拇指一起将长强穴的皮肤捏拿起来，然后沿着督脉从下到上，两手交替合作，按照推、捏、捻、放、提的先后顺序，捏 3～6 遍，以皮肤潮红为佳，持续时间约 5 分钟，之后点按脾俞、胃俞、中脘、气海穴，推督脉及膀胱经 3 遍约 1 分钟。本操作每周可操作 5 次，操作时应在固定时间进行。将苍术、白蔻仁、吴茱萸、炒莱菔子、白胡椒、荜茇、肉桂、丁香按 3：3：3：3：2：2：1：1 的比例研细，混匀，备用。每次使用 3g，将药粉调蜜呈膏糊状，置于神阙穴，外用纸质胶布固定，每日 1 换。以 4 周为一个疗程。治疗 30 例，显效 8 例，有效 20 例。许见红，葛亚男，林雯丽.小儿捏脊配合穴位贴敷对小儿功能性消化不良的效果观察［J］.中医临床研究，2019，11（31）：44-47.

九、小儿厌食症

　　捏脊疗法结合启脾贴治疗小儿厌食症。将钩藤、煅龙骨、煅牡蛎 2 份，莪术、广木香 3 份，炒苍术、炮姜、肉桂、沉香、小茴香、莱菔子 4

份研末，存于容器，用时取凡士林适量调匀做成直径约3 cm薄饼。将药饼贴于神阙穴并固定，2小时左右揭掉。每日2次，10日为1个疗程。捏脊疗法：以抑肝扶脾立法，揉板门、推三关外。性急、夜寐不安者，加揉小天心。每日2次，治疗20日后，60例患者，显效32例，有效25例。

边海溪，于霞.捏脊疗法结合启脾贴治疗小儿厌食症60例疗效观察［J］.中医儿科杂志，2010，6（5）：45-46.

薏苡仁外敷神阙穴治疗小儿厌食症。将薏苡仁100g，高良姜50g，共研成细末，装瓶备用。用时取药末适量，填入神阙穴，以纱布、胶布固定，每日换药1次。7日为1个疗程。取得良好疗效。兰友明.薏苡仁外敷神阙穴治疗小儿厌食症［J］.中医杂志，2011，52（5）：433.

运脾散神阙穴贴敷治疗小儿厌食症。将苍术15g，陈皮12g，神曲15g，鸡内金15g，佩兰9g，木香9g，莱菔子9g，研成细末后混匀。用时取3g药末用醋调成饼状，将药饼贴敷在神阙穴上，每次贴敷8小时，每日换药1次。同时按说明口服健胃消食片，每日3次。治疗10日后，67例患者，临床痊愈19例，显效35例，有效9例。武琪琳.运脾散神阙穴贴敷治疗小儿厌食症67例临床观察［J］.中医临床研究，2012，4（5）：69.

中药外敷神阙配合针刺四缝穴治疗小儿厌食。将太子参、白术、茯苓、陈皮、枳实、苍术、炒麦芽、焦山楂、神曲、槟榔、鸡内金、砂仁各等份，打成粉末后混匀，用时取10g药末用醋调成膏状敷于神阙穴，每日更换1次，连敷6日，休息1日，30日为1疗程。同时配合针刺四缝穴，刺后挤出黄色黏液，3日1次，5次为1个疗程，中间休息4日后再作第2个疗程。经外敷中药2个疗程，针刺四缝穴4个疗程后，38例患者，治愈25例，好转9例。冯传博，赵爱侠.中药外敷神阙配合针刺四缝穴治疗小儿厌食76例［J］.中医临床研究，2012，4（12）：47-48.

针刺四缝穴结合神阙贴敷干预小儿厌食症。针刺四缝穴，挤出黄色黏液或血液，用消毒棉球擦去，直至没有液体挤出，每周1次，4次为1个疗程。用人参10g，茯苓、白术、丁香、肉桂各9g，炙甘草5g研末混匀，米醋调糊，每次取3～5g做成直径约0.6cm的药饼敷于神阙穴，穴位贴覆盖。根据患儿耐受程度，每次贴30分钟～2小时，每日换药1次，7次为1疗程，共治疗4个疗程，取得较好疗效。赵星星，周丽华，何贤芬.针刺四缝穴结合神阙贴敷干预小儿厌食症45例疗效观察［J］.名医，2018，（5）：80，98.

调味饮联合进食贴治疗小儿脾失健运型厌食症。口服中药，1～3岁儿童：党参、木香各8g，白茯苓、广陈皮、姜厚朴、广藿香、葛根各6g，姜半夏5g，炙甘草2g；4～6岁儿童：党参、木香各10g，白茯苓、广陈皮、姜厚朴、广藿香、葛根各8g，姜半夏6g，炙甘草3g。每日1剂，每日2次。每次取山楂、白术、莪术、苍术等比例混合研末药粉5～10g，加适量蜂蜜，调成膏状，制成2cm×2cm（1～3岁）和4cm×4cm（4～6岁）的圆形药饼，贴敷神阙穴12小时，每日1次，治疗3日，休1日，7次为1个疗程。治疗4个疗程，40例患儿，治愈20例，显效14例，有效4例。赵丽莹，石锦梅，汪江涛，等.调味饮联合进食贴治疗小儿脾失健运型厌食症的临床观察［J］.中国中西医结合儿科学，2018，10（6）：537-539.

十、小儿疳积

点刺四缝穴结合穴位贴敷与捏脊综合治疗小儿疳积。点刺四缝穴：令患儿伸手仰掌，皮肤局部常规消毒后，用三棱针快速刺入0.5～1mm，挤出少许淡黄色或透明黏液，直至见血液即可。每周1次，直到针刺后挤压不出淡黄色或透明黏液为止，一般针刺2～3次即可。穴位贴敷神阙穴：将玄明粉、肉桂、九香虫、丁香、白术、鸡内金、砂仁各1份，枳壳、莱菔子、槟榔、藿香各2份，混合共研细末，密闭保存备用。用时每次取3～6g用食醋调成干湿适中的药饼敷于神阙穴，盖上纱布，胶布固定。每日换药1次，7日为1个疗程，共治疗2～3个疗程。捏脊：患儿俯卧，医生从患儿长强穴两侧开始，以两手拇指与食指合并，将皮肤、肌肉提起，做拇指向前推进，食指向后拉的翻卷前进运动，自尾骶部长强穴起沿脊柱两旁向上推捏至第7颈椎下大椎穴两旁，每捏3把就将皮肤提起1次

（俗称"捏三提一"），如此反复5～10次，至皮肤潮红。每日1次，7日为1个疗程，共治疗2～3个疗程。治疗50例，治愈35例，好转12例。*王嘉毅.点刺四缝穴结合穴位贴敷与捏脊综合治疗小儿疳积50例［J］.中医临床研究，2012，4（13）：43-44.*

中药贴敷神阙穴治疗小儿疳积。采用中药焦山楂、炒神曲、炒麦芽各10g，炒鸡内金、炒莱菔子、栀子各5g。共研细末，加水调成糊状敷贴神阙穴，每日1次，每次6～8小时，5日为1个疗程。共治疗6个疗程。治疗40例，治愈22例，好转16例。*黄向红，潘林平.疳积贴敷贴神阙穴治疗小儿疳积的临床研究［J］.新中医，2010，42（11）：98-99.*

十一、小儿食积咳嗽

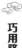

疳积散贴敷神阙穴治疗小儿食积咳嗽。疳积散膏剂制备方法：葱白适量，乙醇5mL。将苦杏仁、桃仁、生山栀子、芒硝各10g，白胡椒7枚混合研末，葱白（3cm左右）捣烂，加入1个鸭蛋清、75%乙醇5mL、适量糯米粉调匀，调制成膏状，填满神阙穴，用胶布固定，每次12～14小时，根据病情轻重，两次贴敷间隔1～3小时，根据病情轻重贴敷3～6日，贴至患儿咳嗽及食积症状消失或明显减轻，6日后效果不明显或病情加重者转由他法治疗。注意事项：患儿治疗期间一定要注意饮食禁忌，忌食辛辣、肉类、海鲜类及甜食；未使用完的药物需密封后放入冰箱冷藏；贴敷后因栀子会变成墨蓝色，药膏变为墨蓝色、肚脐周围染成墨蓝色属正常现象。治疗56例，治愈32例，好转19例。*梁粟，曲志娟，李传松.疳积散贴敷神阙穴治疗小儿食积咳嗽56例［J］.中国针灸，2019，39（10）：1073-1074.*

十二、小儿腹痛

中药贴敷神阙穴治疗小儿腹痛。将半夏10g，吴茱萸5g，丁香10g，花椒 8g，阿魏 10g，上述药物共研细末，和匀调成丸状，敷于神阙穴，胶布固定，每次敷贴 20～22 小时后取下，治疗 5 日后，患儿腹痛时间明显缩短，呕吐等症状明显好转。胡钰，徐仕冲．中药外治独取神阙穴治疗小儿腹痛 28 例［J］．陕西中医学院学报，2014，37（1）：36-37.

中药穴位贴敷配合耳穴压豆治疗儿童功能性腹痛。耳穴取脾、胃、肠、肝、三焦，用王不留行籽贴压，双耳同时取穴，每日按压 3～5 次，每穴按压 1 分钟左右，隔日 1 次。同时予自拟温胃散（吴茱萸、丁香、广木香、肉桂、苍术等，用量比为 5：4：4：7：7）敷脐。用时取上药 30g 加蜂蜜适量，调成稠膏状，置纱布上，以胶布固定贴敷于患儿神阙穴。每日 1 次。连续 7 日为 1 个疗程，连续 2～3 个疗程。治疗 30 例，治愈 22 例，好转 6 例。谭丽珍，连凤枝，刘德新，等．中药穴位贴敷配合耳穴压豆治疗儿童功能性腹痛疗效观察［J］．广西中医药，2015，38（3）：37-38.

神阙灸方治疗小儿再发性腹痛。仰卧取神阙穴，施以灸术，用隔姜灸或隔附子饼灸。隔姜灸选用鲜姜捣烂挤压成饼，或将鲜姜切成 2mm 厚度姜片直接使用。附子经粉碎后挤压成饼，或附片水泡软后使用（一般用制附片）。以一手持艾条悬灸 20～30 分钟，每日 1 次或每日 2 次，1 个月为 1 个疗程，取得良好疗效。孙忠强．《扁鹊心书》神阙灸方治疗小儿再发性腹痛临证体会［J］．中国民间疗法，2019，27（19）：16-17.

中医外治法治疗新生儿腹痛（盘肠气痛）。用淡豆豉、食盐适量，生姜数片，葱白数茎，捣烂，同炒至热，用细布包裹温熨神阙穴，同时轻轻揉按，冷后炒热再熨，直至痛止。发作时配合针刺足三里穴，急刺数下不留针；点揉中脘、天枢、带脉等穴位。症状缓解后，以拇指沿胃经路线轻搓 5～7 遍；用小鱼际搓患儿腰骶部，以热为宜；由尾骨至大椎捏脊数遍，再由上至下做推法数遍，到腰部轻提。治疗 11 例，治愈 8 例，有效 3 例。马藏．中医外治法治疗新生儿腹痛（盘肠气痛）11 例疗效观察［J］．中医临床研究，2016，8（1）：78-79.

艾灸神阙穴治疗婴幼儿肠绞痛。患儿平卧，露出腹部，将凡士林均匀涂抹于脐及周围的皮肤上，以防烫伤（有表达能力的患儿可不涂凡士林）。

点燃艾条，在距神阙穴 5～8cm 的高度点灸或悬灸约 15 分钟，见皮肤潮红、患儿痛止即可。每日 1 次，3 次治疗后，103 例患者全部治愈。杨云芬，葛建华，张赋.艾灸神阙穴治疗婴幼儿肠绞痛 103 例［J］.中国针灸，1998，（12）：718.

十三、小儿腹泻

艾灸神阙穴治疗婴幼儿腹泻。用食盐填满神阙穴，上置艾炷施灸，每次 3～5 壮，每日 1 次。共治疗 3～5 次。治疗 260 例，治愈 141 例，显效 106 例，好转 12 例。王治国.艾灸神阙穴治疗婴幼儿腹泻 260 例［J］.中国针灸，1996，16（9）：20.

小儿推拿结合神阙灸治疗婴幼儿腹泻。小儿推拿补脾经（用拇指指腹对患儿的拇指桡侧缘从远端向近端直推）150 次，推大肠（用拇指指腹从患儿食指指尖向虎口方向直推）150 次，摩腹（以患儿肚脐为圆心，以上脘穴和关元穴的连线为直径，逆时针方向摩腹）200 圈，揉脐（中指指腹揉脐）200 次，推上七节骨（用大拇指指腹推患儿上七节骨）150 次，揉龟尾（患儿俯卧，以拇指揉龟尾）150 次。推拿后，将事先扎 6～8 个小孔的鲜姜片置于硬纸片上，在距神阙穴 2～3cm 的高度点燃艾条行回悬灸，每日 1 次，1 周为 1 个疗程。治疗 75 例，治愈 48 例。显效 24 例，好转 3 例。李芳.小儿推拿结合神阙灸治疗婴幼儿腹泻 75 例［J］.云南中医中药杂志，2018，39（8）：60-61.

中药贴敷配合艾条灸神阙穴治疗婴幼儿腹泻。患儿取仰位，暴露腹部，艾条温和灸神阙穴，至局部皮肤潮红为度，约 10 分钟。灸时注意腹部保暖，防止艾灰脱落灼伤皮肤、损及衣物，冬天应关闭门窗避免着凉。艾灸后将中药肉桂 3g，木香 6g，黄连 3g，枳壳 6g，白术 9g，白芍 9g，甘草 9g，共研末，用时取适量用醋调和成膏状，敷于神阙穴内，以麝香追风膏密封固定，保留 4 小时后揭去，温水清洁脐部皮肤。治疗 60 例，治愈 46 例，显效 12 例。竺梅兰.中药贴敷配合艾条灸神阙穴治疗婴幼儿腹泻 60 例临床观察［J］.辽宁医学杂志，2014，28（3）：169-170.

腹泻膏贴敷辅助治疗婴幼儿腹泻。将补骨脂 10g，肉豆蔻 10g，附片 6g，苍术 7g，厚朴 5g，陈皮 5g，山楂炭 5g，五味子 6g，白术 5g，吴茱萸 5g 研成细末，取药粉 3 ～ 4g，用 1 ～ 2g 清水调成糊状，敷于神阙穴，用胶布固定，贴敷 8 小时后取下，每日 1 次。连续治疗 7 日，治疗 40 例，显效 35 例，有效 2 例。祝真妮 . 腹泻膏贴敷辅助治疗婴幼儿腹泻脾肾阳虚型 40 例临床观察 [J]. 中医儿科杂志，2019，15（4）：47-49.

中药贴敷神阙穴配合推拿治疗小儿腹泻。根据辨证分型给予中药贴敷神阙穴，每日 1 次。寒湿泻，苍术、藁本比例为 2：1；湿热泻，苦参、苍术，热重者 3 倍苦参，湿重者 3 倍苍术；伤食泻，芒硝、苍术等量，兼寒者加丁香、肉桂，兼热者加黄连、黄柏；脾虚泻，丁香、苍术、肉桂、吴茱萸等量。根据辨证分型给予推拿治疗，每日 1 次。寒湿泻操作为推三关、揉外劳宫、补脾经、补大肠、摩腹各 300 次，揉龟尾、推上七节骨各 100 次；湿热泻操作为清大肠、退六腑各 300 次，清补脾、清胃经各 200 次，推下七节骨、揉龟尾各 100 次；伤食泻操作为补脾经、运内八卦、摩腹各 300 次，清胃经、清大肠、退六腑各 300 次，揉龟尾 100 次；脾虚泻操作为补脾经、补大肠、摩腹各 300 次，揉外劳宫 200 次，揉龟尾、推上七节骨各 100 次，捏脊 20 次。共治疗 3 次。治疗 60 例，显效 54 例，有效 4 例。魏娟 . 中药贴敷神阙穴配合推拿治疗小儿腹泻的观察 [J]. 光明中医，2015，30（9）：1952-1953.

推拿手法结合神阙灸治疗小儿腹泻。推拿补脾经 5 分钟、补大肠 10 分钟、清小肠 2 分钟、揉板门 3 分钟、运土入水 2 分钟、运内八卦 2 分钟、推三关 1 分钟、推上七节骨 2 分钟、捏脊 5 遍。推拿手法结束后，温和灸神阙穴 30 分钟，以穴位处皮肤微红为度。治疗 7 日，34 例患者，显效 28 例，有效 5 例。王全权，宗芳，黄慧敏，等 . 推拿手法结合神阙灸治疗小儿腹泻疗效观察 [J]. 中国中医急症，2016，25（10）：1963-1965.

七味白术散联合神阙穴外敷治疗小儿腹泻。将甘草 6g，五味子 12g，防风 12g，乌梅 12g，银柴胡 12g，研末，香油调和后装瓶备用。对患儿神阙穴及周围皮肤常规消毒，取 2g 药膏外敷，并采用医用贴固定，每日 1 次。口服中药，木香 3g，甘草 3g，茯苓 6g，藿香 6g，泽泻 6g，党参 9g，枳壳 9g，葛根 9g，白术 9g。每日 1 剂，早晚各 1 次。持续用药 5 日，治疗 51 例，治愈 26 例，显效 13 例，有效 8 例。张静.七味白术散联合神阙穴外敷治疗小儿腹泻 51 例［J］.光明中医，2019，34（5）：668-669.

王氏保赤丸敷脐治疗婴幼儿腹泻。将 5 支王氏保赤丸（精华制药集团股份有限公司生产，国药准字 Z32020646）碾磨成粉状，用甘油调和成糊状，敷贴于神阙穴，每日 1 次，每次 3 小时，3 日为 1 个疗程。治疗 60 例，显效 19 例，有效 30 例。陈丽亚.王氏保赤丸敷脐治疗婴幼儿腹泻 60 例疗效观察［J］.湖南中医杂志，2017，33（12）：55-57.

神阙隔盐灸配合捏脊治疗小儿泄泻。将患儿仰卧于病床上，由家长固定双手、双膝，必要时可配合喂奶，或在熟睡中进行。在神阙穴中放入适量医用盐，用艾条灸 15～30 分钟。灸后进行捏脊，医者食指屈曲，用食指中节桡侧缘顶住皮肤，拇指前按，二指柔和有力地均匀提拿肌肤，从尾骶部开始，双手交替捻动脊柱正中线向上推行，边提边捏，直至大椎处为 1 遍，如此反复连捏 3 遍。接下来医者用空心掌由下至上、由内向外拍打整个背部反复 3 遍，易于患儿呼吸通畅，顺利排痰（因大多数患儿合并肺部感染，有利疾病康复），每日治疗 1 次，每次 30 分钟。同时注意治疗期间母乳喂养患儿的母亲要保持心情舒畅，饮食宜清淡，禁牛奶、辛辣及油腻或不消化的食物；患儿宜吃米糊或米汤，可适量加盐，并注意保暖以防感冒，保持肛周清洁干爽。治疗 3 次，300 例患儿，痊愈 250 例，显效 45 例。金平林.神阙隔盐灸配合捏脊治疗小儿泄泻［J］.中国针灸，2009，29（8）：665.

温中止泻散敷神阙穴治疗小儿泄泻。将肉桂、公丁香、石榴皮、五倍子各等份，混合研成细末，用温醋调成糊状，贴于神阙穴，一次性无菌自黏性敷贴固定，每日 1 次。治疗 3 日后，42 例患者，治愈 32 例，好转 9 例。梁君妃.温中止泻散敷神阙穴治疗小儿泄泻 42 例疗效观察［J］.浙江中医杂志，2013，48（6）：437.

暖脐散敷脐配合拔罐治疗小儿风寒证泄泻。将川花椒 10g，五倍子 5g，公丁香 5g，木香 5g，共研细末，混合备用。神阙穴拔火罐 10 分钟后，取中药粉末适量敷于脐部，胶布固定，24 小时内取下，每日 1 次，连续治疗 5 日。治疗期间防止胶布湿水。治疗 30 例，治愈 18 例，好转 11 例。宋锦萍. 暖脐散敷脐配合拔罐治疗小儿风寒证泄泻临床观察 [J]. 中医儿科杂志，2014，10（5）：59-61.

恒温药敷贴（宝宝灸）治疗儿童风寒型泄泻。将白胡椒 30g，炒苍术 30g，砂仁 10g，肉桂 5g，吴茱萸 5g，研末，加入适量姜汁醋调成膏状，涂于恒温药敷贴（宝宝灸）上，然后将药贴贴在患儿的神阙穴。治疗为每日 1 次，每次贴 4～6 小时，疗程为 5 日。治疗 30 例，治愈 12 例，显效 11 例，有效 4 例。黄蛀，张亚超，魏明，等. 恒温药敷贴（宝宝灸）治疗儿童风寒型泄泻 30 例 [J]. 河南中医，2017，37（11）：1961-1964.

泄泻散穴位敷贴治疗儿童寒湿型泄泻。将丁香 2g，吴茱萸 3g，胡椒 30 粒研末，用适量醋调成稠膏状，搓丸，然后敷神阙穴上，最后外覆医用胶布进行固定，每次贴药时间为 3 小时。每日 1 次，3 日为 1 个疗程。治疗 102 例，治愈 10 例，显效 36 例，有效 44 例。胡平，姚晓荣. 泄泻散穴位敷贴治疗儿童寒湿型泄泻临床观察 [J]. 山西中医，2019，35（12）：38-39.

小儿推拿神阙穴艾灸治疗脾虚泄泻。小儿推拿，以拇指指腹从指间推至指根，时间是 5 分钟，此为补脾土；揉按板门穴，从板门穴推向横纹，时间是 3 分钟；上推患儿大肠经，时间是 5 分钟；以拇指指腹，按旋推方式推拿肾经，时间是 2 分钟；以顺时针方向从坎推至巽，时间是 3 分钟；将小儿保持屈肘状态，一手握腕，另一手从肘推拿至手腕，时间是 2 分钟；点按天枢穴、中脘穴、神阙穴，共 5 分钟；以逆时针方向按摩腹部，时间是 5 分钟；手掌置于腹部，快速横擦，令腹部皮肤生热，随后停留 10 秒，使得热力透入腹部，时间是 5 分钟；点揉患儿龟尾穴，从下到上推拿至七节骨，最后从下到上捏脊，时间是 5 分钟。结束小儿推拿后，温和灸中脘穴、神阙穴 20 分钟，每日 1 次。坚持治疗 5 日，取得较好疗效。陈秀范. 小儿推拿神阙穴艾灸护理在脾虚泄泻患儿护理中的效果探讨 [J]. 基层医学论坛，2020，24（24）：3509-3510.

隔药灸神阙治疗小儿脾虚泄泻。将小茴香 6g，肉桂、丁香各 9g，吴茱萸、白胡椒各 5g，共研末备用。另备苦荞麦粉 50g。治疗时，取药粉 1.5g 加苦荞麦粉拌匀后，用生姜汁兑水，制成厚 0.5cm、直径 2cm 的圆饼，在药饼上用牙签穿刺数孔备用，将纯净的艾绒搓捏成圆锥状如半个枣核大小的艾炷备用。患儿取仰卧位，充分暴露脐部，用 75% 酒精常规消毒脐部，先取上述药粉填满脐窝，再将药饼置于脐上，上置圆锥形艾炷灸之，2～24 个月龄每穴灸 5～10 分钟，3～6 岁每穴灸 10～15 分钟，以感觉温热舒服为度。灸后用医用胶布固定脐中药粉，药饼可重复使用。隔日 1 次，连灸 7 日为 1 个疗程，如未痊愈，隔 2 日后行下个疗程，灸至泄泻症状消失后再巩固 2～3 次。治疗 60 例，痊愈 42 例，显效 12 例，有效 4 例。陈继君. 隔药灸神阙治疗小儿脾虚泄泻疗效观察 [J]. 中国民间疗法，2017，25（6）：20-21.

小儿推拿联合神阙穴艾灸治疗小儿脾虚泄泻。先进行小儿推拿，补脾土（以拇指指腹从患儿指尖推向指根）约 5 分钟；揉板门（揉患儿板门穴，并从板门推向横纹）约 3 分钟；补大肠（上推大肠经）约 5 分钟；补肾经（以拇指指腹旋推肾经）约 2 分钟；运内八卦（顺时针从坎运至巽）约 3 分钟；推上三关（小儿屈肘，医以一手握其腕，另一手中、食二指指腹从肘推至手腕）约 2 分钟；腹部点穴（中脘、天枢、神阙）共 5 分钟，摩腹（逆时针摩腹）约 5 分钟；擦小腹部（以手掌置于小儿小腹部，快速横擦令热，停留 5～10 秒，使热透入腹部，反复操作）约 5 分钟；揉龟尾、推上七节骨（点揉龟尾穴，以拇指或食中二指指腹自下而上直推七节骨）约 5 分钟，最后自下而上捏脊，7～10 遍。推拿治疗结束后，温灸盒灸神阙约 20 分钟。每日 1 次，治疗 5 日。治疗 39 例，治愈 21 例，显效 9 例，有效 8 例。崔瑞琴，肖靖，闫亚飞. 小儿推拿联合神阙穴艾灸治疗小儿脾虚泄泻临床疗效观察 [J]. 亚太传统医药，2017，13（7）：99-100.

推拿配合中药敷神阙穴治疗婴幼儿慢性腹泻。将党参 10g，炒白术 10g，炒山药 12g，砂仁 6g，莲子肉 10g，白扁豆 10g，薏苡仁 10g，桔梗 10g，炙甘草 10g，木香 6g，丁香 15g，肉桂 12g，冰片 3g 研末，取适量装入 6cm×8cm 布袋置于内衣贴皮肤面，正对脐部缝上，2 日更换 1

次。配合小儿推拿补脾、补大肠、补肾各 100 ～ 200 次，补土入水 50 次，摩腹（逆时针）3 分钟，揉天枢、按揉足三里、揉龟尾、推上七节骨各 100 ～ 200 次，捏脊 3 ～ 5 遍。偏于脾虚，加推板门 100 次，运内八卦 50 次，揉脾俞 100 次；偏于脾肾阳虚，加揉中脘 5 分钟、揉肾俞 50 次、擦八髎穴以热为度，取得良好疗效。赵慧茹，严长宏.推拿配合中药敷神阙穴治疗婴幼儿慢性腹泻临床观察 [J].内蒙古中医药，2019，38（8）：140-141.

七味白术散加味联合暖脐膏敷脐治疗小儿迁延性腹泻。口服七味白术散加苍术（党参、炒白术、茯苓、葛根各 10g，藿香、苍术各 8g，木香、炙甘草各 3g），每日 1 剂，分 3 次服用，连用 5 日。并用适量中药粉末（胡黄连、干姜、苍术各 50g，肉桂、丁香各 25g，冰片 5g）以凡士林混合成油膏状，制成药饼，用时敷于脐部神阙穴，以一次性医用敷贴固定。每日 1 次，每次贴敷 2 小时，连用 5 日。治疗 30 例，治愈 15 例，显效 8 例，有效 4 例。赵星星.七味白术散加味联合暖脐膏敷脐治疗小儿迁延性腹泻 30 例疗效观察 [J].中国中西医结合儿科学，2014，6（6）：559-561.

推拿治疗小儿伤食泻。小儿推拿依次操作，补双侧脾经（脾经取小儿拇指桡侧，以术者拇指指腹螺纹面或桡侧由患儿拇指指尖推向指根）200 ～ 300 次，以 80 ～ 100 次 / 分为宜；清双侧大肠经（大肠经取患儿食指桡侧缘指尖至虎口，以术者拇指指腹螺纹面或桡侧由患儿食指尖推至虎口是为补大肠，反之为清）200 ～ 300 次，以 80 ～ 100 次 / 分为宜；按揉神阙穴（用中指指腹螺纹面按于神阙，食指在上加压，按揉神阙）100 ～ 300 次，以 100 次 / 分为宜；摩腹（掌心贴于患儿脐部，逆时针从脐开始推摩渐至全腹，后又逐渐缩小至脐，再予同样的手法顺时针摩腹），顺、逆各 200 次，约 6 分钟，取平补平泻之意；推上七节骨（在腰骶部正中线上，取患儿尾骨端至第 4 腰椎棘突一段，用拇指由下向上推）100 ～ 300 次，约 3 分钟；揉龟尾（用中指指端按于患儿尾骨端至肛门连线的中点处，与按揉阑门相同手法），按揉 150 次即可；捏脊，起于尾椎，用双手拇指指腹抵住患儿正中线两侧皮肤后向前推挤，同时食中两指指腹向后拿捏患儿两侧皮肤，双手交替捻动，沿脊柱边捏边向前推进，止于大椎穴两侧，于脾俞、胃俞水平处稍提起患儿皮肉，一般 3 ～ 5 遍即可，取得良好疗效。郑芝，陈竹，张远，等.陈竹主任医师推拿治疗小儿伤食泻经验总结［J］.中西医结合心血管病杂志，2019，7（23）：153-154.

神阙穴隔药灸治疗小儿秋季腹泻。将葛根 300g，黄芩 180g，黄连 180g，车前子 240g，茯苓 240g，山药 180g，白术 180g，陈皮 90g，煨木香 120g，共研细末，再加冰片 60g，研细混匀，密封储存。麝香（人工饲养）15g 另单独密封备用。操作时令患儿取仰卧位，取麝香约 0.06g 置于神阙穴内，再取药末 10g 以黄酒调膏敷脐，上置姜片，用蚕豆大小艾炷施灸，每次 10～12 壮，灸毕除去灰烬、姜片，外敷消毒纱布固定。每日治疗 1 次，3 日为 1 个疗程，连续治疗 2 个疗程。治疗 68 例，显效 54 例，有效 10 例。崔明辰，李成宏.神阙穴隔药灸治疗小儿秋季腹泻临床观察［J］.中国针灸，2008，28（3）：194-496.

金苓健儿颗粒配合黄连素神阙穴贴敷治疗小儿秋季腹泻。将葛根 6g，肉豆蔻 5g，鸡内金 6g，山药 10g，薏苡仁 10g，扁豆 6g，党参 10g，白术 6g，茯苓 10g，赤石脂 10g，诃子 5g，共研末。取适量药末（＜2 岁者每次 2.5g，≥2 岁者每次 5g，3 次／日），用温开水冲服，每日 3 次，连续治疗 5 日。将 1～2 片黄连素片（0.1～0.2g）研成粉末后放置于小器皿内，用 75% 酒精调和成糊状后敷贴在患儿神阙穴上，以输液透气贴固定，每日敷贴 1 次，连贴 5 日。治疗 70 例，治愈 43 例，显效 16 例，有效 7 例。王长娟，李海军，王金刚，等.金苓健儿颗粒配合黄连素神阙穴贴敷治疗小儿秋季腹泻 70 例［J］.西部中医药，2017，30（12）：102-104.

脐疗结合艾灸治疗小儿秋季腹泻。根据患儿的年龄，3 岁以下取穴神阙、中脘、天枢，3～7 岁加关元、足三里、脾俞、肾俞、大肠俞穴。3 岁以下患儿采取仰卧位，艾灸时间不宜过长，每穴控制在 3 分钟以内，总共不超过 10 分钟；3～7 岁患儿灸神阙、中脘、天枢、关元、足三里穴时采取仰卧位，灸脾俞、肾俞、大肠俞穴时采取俯卧位，依次灸，每穴在 3 分钟以内，总时间不超过 20 分钟。以悬灸为主，手法为回旋灸与雀啄灸相结合，灸后以皮肤红晕为度。如患儿配合，神阙穴可选用隔盐灸或隔姜灸结合治疗，每日 1 次。丁香、肉桂、干姜、吴茱萸、山楂、苍术等比例研末备用。1 岁以下幼儿，每次艾灸结束后，取出约 30g 药粉装入纱布袋内加热至50℃，敷于神阙穴处，约30分钟；1岁以上患儿，取2～5g药粉与老陈醋调和成糊状，每次艾灸后敷于神阙穴，面积大小以略盖过脐部为准，外用纱布固定，每次敷4～8小时。治疗3次，60例患儿，治愈10例，显效24例，有效23例。刘效忠，曾召.脐疗结合艾灸治疗小儿秋季腹泻临床观察［J］.中国针灸，2019，39（8）：832–848.

神阙悬灸联合针刺治疗小儿秋季腹泻。温灸盒灸神阙穴，将艾条放在单孔艾灸盒里，距离皮肤约4cm，点燃艾条，艾灸40分钟，针刺中脘、天枢、足三里、三阴交穴，平补平泻，行针后随即起针不留针，每日1次。口服蒙脱石散（山东绿叶制药有限公司，国药准字H20066993），1岁以下每次1/3袋，每日3次；1～2岁每次2/3袋，每日3次；2岁以上每日1袋，每日3次。并给予饮食控制，轻者可禁食8～12小时，重者禁食12～24小时。3日为1个疗程，治疗40例，显效27例，有效11例。王静，金龙涛，许鑫.神阙悬灸联合针刺治疗小儿秋季腹泻临床疗效观察［J］.按摩与康复医学，2020，11（11）：15–16.

十四、小儿肠系膜淋巴结炎

中药敷脐疗法治疗小儿肠系膜淋巴结炎。常规抗生素＋抗病毒治疗用美洛西林舒巴坦100～200mg/（kg·d）加入小儿电解质100mL中，利巴韦林10mg/（kg·d）加入5%葡萄糖100mL中，均静脉滴注；同时使用中药（生大黄、芒硝、延胡索各等份，研粉，蜂蜜适量调匀）外敷神阙穴，2日换药1贴。连续治疗6日，取得良好疗效。刘小莉，袁友云，文花，等.中药敷脐疗法在小儿肠系膜淋巴结炎治疗中的运用体会［J］.江苏中医药，2017，49（12）：52–53.

神阙穴药物贴敷联合推拿治疗小儿肠系膜淋巴结炎。将肉桂、吴茱萸、干姜、丁香、肉豆蔻、延胡索、诃子、陈皮、白术等比例研末，用醋调制成直径2cm、厚0.5cm的药饼，外敷于神阙穴，6～8小时更换，每日1次。配合小儿推拿，按揉一窝风与内关，各1～3分钟，分推腹阴阳20～30次，顺时针与逆时针交替摩腹各1～3分钟，找准脘腹压痛点，点揉1～3分钟，拿肚角左右各1～2次，补脾经、揉外劳、推上三关各1～3分钟，横擦胃俞穴至热，每日1次。连续7日，治愈32例，显效22例，有效8例。彭言，姚虹.神阙穴药物贴敷联合推拿治疗小儿肠系膜淋巴结炎的临床疗效观察［J］.山西医药杂志，2020，49（4）：462-464.

十五、小儿轮状病毒性肠炎

熨神阙法治疗小儿轮状病毒性肠炎。在常规治疗基础上，采用中药（肉桂30g，木香30g，白芍30g，干姜30g）热敷于脐部神阙穴，每日2次，疗程为5日。治疗40例，治愈30例，有效8例。罗红梅，王爱珍.热熨神阙法治疗小儿轮状病毒性肠炎临床研究［J］.甘肃医药，2016，35（7）：535-536.

穴位贴敷神阙穴治疗小儿轮状病毒肠炎。将炒苍术60g，丁香20g，炒羌活40g，焦山楂30g，诃子30g，肉桂20g，以上药物研磨成极细粉末，取药粉适量，用食醋及蜂蜜调成糊状，外贴患儿神阙穴，12小时后揭去敷贴，每日2次。配合常规西药治疗，蒙脱石散修复胃肠黏膜及吸附肠道病毒，口服酪酸梭菌二联活菌散调节肠道菌群，口服补液盐或静脉补液，其他伴随症状给予对症治疗。治疗3日，40例患儿，显效25例，有效13例。寇果.穴位贴敷神阙穴治疗小儿轮状病毒肠炎40例［J］.河南中医，2019，39（2）：295-297.

神阙穴隔药盐灸治疗轮状病毒性肠炎。使患儿取仰卧位，暴露其脐部。取直径6cm、高3cm的硬纸质治疗圈1个，将其圆心对准患儿的脐部，将治疗圈的周边用胶布固定。此治疗圈用于盛放药粉和药盐，以使艾灸的热力更为集中。取长36cm、宽28cm、中心孔洞与治疗圈相当的棉质孔巾，将其中心孔洞套在治疗圈上。此孔巾可防止进行艾灸操作时出现的火星掉落在患儿的皮肤上。党参2g，白术5g，怀山药7g，吴茱萸10g，肉桂5g，炮姜5g，香附子4g，川椒3g，延胡索5g，赤石脂3g，共研末，用时取3～4g均匀地撒在患儿的脐部，以填满脐窝为度。再将精盐与上

巧用脐疗

述的中药粉混合均匀（1份中药粉配16份精盐），制成药盐。将80g药盐倒入治疗圈中药粉的上方，并将其抚平。用艾绒制作18个橄榄大小的圆锥形艾炷。用镊子将3个艾炷置于药盐上，点燃后进行熏灸。在第1轮的3个艾炷即将燃尽时，将其夹至盛水的钢碗内熄灭，再进行第2轮艾灸。在进行前两轮艾灸时，每轮使用3个艾炷，从第3轮开始每轮使用2个艾炷。在将18个艾炷全部燃完后，将治疗巾翻起，盖住治疗圈的圆心1～2分钟，然后用毛刷扫除患儿腹部的药盐和药粉。每日治疗1次。在为患儿采用神阙穴隔药盐灸法进行治疗期间，可在其涌泉穴施行悬灸，以皮肤有温热感为度，每次治疗40分钟，每日治疗1次，取得良好疗效。许淑清，张新斐，李静敏. 对1例轮状病毒性肠炎患儿进行神阙穴隔药盐灸治疗的效果探究［J］. 当代医药论丛，2017，15（8）：129-130.

十六、小儿便秘

神阙隔药盐灸治疗小儿便秘。将大黄30g，白术5g，芒硝10g，皮硝6g，柏子仁10g，牛膝10g，藿香10g，木香10g，生地黄10g，决明子5g，研末，混匀，每次取5g备用。再按照药、盐1∶3的比例，将盐炒热，趁热搅拌混匀，每次取80g药盐备用。取6～8g纯艾绒，制成底面直径约2cm、高约3cm的锥形艾炷，依次盛装在治疗盘备用。灸前准备硬纸治疗圈（直径4.0cm×高3.0cm）中心洞孔与治疗圈相当的棉质孔巾（长47.5cm×宽35.00cm）备用。患者取仰卧位，暴露腹部，将治疗圈中心对准神阙穴并紧贴脐周皮肤，用易撕胶带把圈外缘同固定于皮肤，然后用孔巾对准治疗圈铺上；将药粉5g均匀撒在脐窝；取药盐80g，均匀倒入治疗圈内并抚平；用镊子取艾炷放于圈内药盐上，点燃艾炷上端；当艾炷燃至2/3时点燃另一艾炷，待圈内艾炷燃尽无烟后，将艾灰丢至盛水的钢碗内熄灭，再夹取前一已点燃的艾炷放置圈内；如此反复，直至20个艾炷全部燃完；用治疗巾翻盖住治疗圈，让余温维持1～2分钟，然后一手固定治疗圈，一手撕掉圈外缘的易撕胶带，把硬质胶片插入治疗圈与腹部皮肤之间的缝隙中，快速移开带有药盐的治疗圈，最后用毛刷扫尽残留于腹部的药盐。每日1次，每次45分钟。治疗15次，40例小儿患者中，痊愈24例，有效15例。胡淑萍，刘初容，张新斐，等.神阙隔药盐灸治疗小儿便秘40例［J］.世界最新医学信息文摘，2017，17（88）：126-127.

十七、小儿药物性胃肠反应

神阙穴贴敷防治小儿阿奇霉素胃肠道反应。将丁香、沉香、木香各3g，吴茱萸、槟榔、高良姜各6g，研末，用凡士林调成糊状，制成饼块状，于常规输液治疗前30分钟，外敷于神阙穴，输液结束后取下。有效改善输液过程中的消化道反应。肖琦，孙亚峰，张小梅.神阙穴贴敷防治小儿阿奇霉素胃肠道反应的疗效观察［J］.浙江中医杂志，2011，46（4）：270.

鸡君散敷贴神阙穴防治小儿阿奇霉素胃肠道不良反应。将鸡内金30g，神曲50g，麦芽50g，山楂50g，使君子肉20g，砂仁20g，胡黄连30g，槟榔30g，牵牛子20g，丁香10g，研末，按1∶1比例用料酒润湿药末，做成圆锥形药丸（1～2岁用药2～3g；≥2岁用药4～5g），于输液前敷贴神阙穴，6小时后撕掉。每日1次，取得良好疗效。曾苹凤，刘晓华，周厚菊，等.鸡君散敷贴神阙穴防治小儿阿奇霉素胃肠道不良反应的临床观察［J］.中国中西医结合杂志，2016，36（9）：1141-1142.

自拟中药贴外敷神阙穴防治红霉素胃肠道反应。将金樱子、五味子、吴茱萸、丁香、肉桂等比例研末，用时取适量药末，用陈醋调成糊状，外敷神阙穴，时间为5～8小时，取得良好疗效。许正香，林文龙，唐中贤.自拟中药贴外敷神阙穴防治红霉素胃肠道反应［J］.中国中西医结合儿科学，2015，7（4）：383-384.

穴位贴敷防治婴幼儿抗生素相关性腹泻。将肉桂、木香、吴茱萸等比例制成粉末备用，待用时取药粉以麻油调成膏状，制成直径1cm左右规格的药饼，每个药饼含生药量约1.5g，敷于神阙穴，并以医用通气胶贴固定，每日1次，贴敷约2小时后取下，连续穴位敷贴直至抗生素停止使用。治疗60例，治愈45例，有效15例。张银娇，江伟宜.穴位贴敷防治婴幼儿抗生素相关性腹泻临床研究［J］.光明中医，2019，34（11）：1705-1708.

十八、小儿遗尿

止遗散贴神阙穴治疗小儿遗尿。将炮姜、炒小茴香、五倍子各等份，研末密封备用。用时取中药粉末0.5g，用食醋调和为干湿适中，捏成药饼状贴于肚脐，再用伤湿止痛膏固定，24小时后更换，连用1周为1个疗程，休息2日，再进行第2个疗程，共治疗2个疗程。治疗时需注意，对胶布过敏者，可上盖纱布块中间夹薄塑料布，以防药物有效成分挥发，用纸胶布固定。若肚脐周围皮肤出现红色丘疹或疼痛者可用痱子粉外擦，皮疹消退后继续使用。治疗50例，痊愈27例，显效21例，有效2例。孙元春.止遗散贴神阙穴治疗小儿遗尿50例［J］.陕西中医，2009，30（3）：293.

蕲艾天灸膏配合捏脊治疗小儿遗尿。将蕲艾30g，丁香、肉桂、五倍子、吴茱萸各12g，干姜、细辛各9g，研末备用。使用时取药粉适量，将甘油和水按3：7比例调匀，搓成直径5mm小丸，敷贴于神阙穴上，1～3小时后揭去（0～1岁贴1小时，1～3岁贴2小时，3岁以上贴3小时），以皮肤潮红为宜。配合小儿捏脊疗法，医者食指屈曲，用食指中节桡侧缘顶住皮肤，拇指前按，二指柔和有力均匀地提拿肌肤，从尾骶部开始，双手交替捻动由下而上连续夹提肌肤，边捏边向前推进，直至大椎处为1遍，如此反复连捏3遍。每日治疗1次，5日为1个疗程。治疗66例，治愈38例，好转25例。陈劲松，陈奇志.蕲艾天灸膏配合捏脊治疗小儿遗尿症［J］.中国民间疗法，2016，24（1）：42-43.

遗尿散神阙穴贴敷治疗小儿遗尿。将桑螵蛸10g，生麻黄5g，益智仁5g，五味子5g，五倍子5g，肉桂5g，生牡蛎10g，混匀研末，每晚取药5g，用食醋调成膏状，外敷脐部，用胶布固定，贴敷24小时，隔日1贴，连贴4次，以后改为每周贴1次，连贴3次，取得良好疗效。郭彦荣，张岩，陈小松，等.名老中医史纪教授遗尿散神阙穴贴敷治疗小儿遗尿经验［J］.

河南医学研究，2019，28（23）：4225-4227.

耳穴压豆配合隔药灸神阙治疗小儿肾气不固型遗尿。将覆盆子、金樱子、菟丝子、五味子、肉桂、山茱萸、补骨脂、丁香等比例研末，用黄酒进行调解，制成药饼后放在圆锥形艾炷下，点燃艾炷后温灸患儿神阙穴，以患儿感到热气向肚脐内渗透为宜，5～10分钟后取下艾炷并熄灭，将药饼留在神阙穴上，然后用纱布、胶布固定约8小时，每日1次，之后取耳穴肾、心、膀胱、内分泌、脑、脾、胃、肝、神门，用王不留籽贴压，以患儿有酸胀感和灼热感为宜，每5日两耳交替，其间每日3次按摩，每次为3～5分钟。30日为1个疗程。治疗50例，治愈25例，有效23例。魏艺芬，陈洪容.耳穴压豆配合隔药灸神阙治疗小儿肾气不固型遗尿的临床应用及护理分析［J］.黑龙江中医药，2017，（2）：47-49.

耳穴压豆联合隔药灸神阙干预小儿肾气不固型遗尿。用王不留行籽贴压耳穴神门、肝、脾、胃、内分泌、膀胱、肾，使患儿有灼热感和酸胀感为佳，每5日两耳交替进行，其间家属为患儿按摩，每日按摩3次。将丁香、山茱萸、菟丝子、肉桂、补骨脂、金樱子、覆盆子、五味子等比例混合磨碎后用黄酒调和，制成药饼后放在圆形艾炷下温灸神阙穴，温灸控制在患儿感受到热气向肚脐内渗透为佳，5～10分钟后熄灭艾炷，并将药饼留下，胶布固定8小时，每日1次。连续治疗30日，51例患儿，治愈24例，有效24例。王明霞.耳穴压豆联合隔药灸神阙干预小儿肾气不固型遗尿临床观察［J］.光明中医，2020，34（14）：2199-2201.

龙倍散联合五子衍宗丸治疗小儿功能性遗尿。将煅龙骨、五倍子各等份，研细末，每晚睡前用清水调成糊状搓成药丸，放于神阙穴，用胶布覆盖固定12小时，取下，次日更换新药，10日为1个疗程。同时口服五子衍宗丸，每次服6g，每日服2次，温淡盐汤送服。不能直接服药丸的患儿，将药丸用淡盐汤化成药汁服下，10日为1个疗程。治疗2个疗程，60例患儿，治愈51例，好转9例。刘世玲.龙倍散联合五子衍宗丸治疗小儿功能性遗尿的临床观察［J］.中国中医药现代远程教育，2018，16（6）：112-114.

隔药饼灸配合指针治疗小儿原发性遗尿。将覆盆子、金樱子、菟丝子、五味子、仙茅、肉桂、山茱萸、补骨脂、桑螵蛸、丁香、冰片等各等份，混合后粉碎成极细末备用，取药粉约3g用黄酒调和，做成药饼，置于患儿神阙穴，在药饼上放置艾炷点燃，连续灸5壮，以患儿感到有热气向脐内渗透为宜。灸毕用纱布将药盖上，以胶布固定。灸后，医者旋推（用拇指指腹按住穴位做环形揉动，揉动时拇指的指腹要吸定皮肤，手指连同皮肤及皮下组织做圆形转动）、按揉（用拇指指端扣按穴位，将手指端深深按压皮肤）三阴交、关元、中极、曲骨、肾俞、八髎穴各2分钟，指针施术时力度由轻到重，以患儿能忍受为度。隔药饼灸和指按均每日1次，治疗24日，50例患儿，痊愈27例，显效21例。张益辉，顾勤.隔药饼灸配合指针治疗小儿原发性遗尿50例［J］.中国针灸，2014，34（8）：831-832.

神阙穴敷药加艾灸治疗遗尿。将麻黄20g，肉桂10g，益智仁10g，共研细末，用醋调和成糊状，取适量敷于脐上，然后点燃艾条灸之，持续约半小时。灸毕用纱布将药盖上，以胶布固定，每日换药治疗1次。治疗50例，治愈40例，好转6例。李叙香，于方英.神阙穴敷药加艾灸治疗遗尿50例［J］.中国民间疗法，2007，15（2）：19.

十九、小儿神经性尿频

艾灸结合药物贴敷治疗小儿神经性尿频。艾灸取提托（关元穴旁开4寸）、肺俞、肾俞、三焦俞穴。每次取上述穴位2～3个，取艾条熏灸，使患儿自觉局部有温热感并向下腹部感传，且无灼痛感为宜，一般每穴灸5分钟，至患处皮肤红晕为度。10日为1个疗程，休息5日后进行第2个疗程。贴敷药物：将桔梗、小茴香、肉桂、五倍子、覆盆子、五味子、补骨脂、川椒等量研末，装瓶密封，每次取5～10g以米酒调匀敷于神阙穴，每3日换药1次，5次为1个疗程。共治疗3个疗程。治疗42例，治愈29例，好转11例。王迎春，杨静.艾灸结合药物贴敷治疗小儿神经性尿频42例［J］.中国针灸，2009，29（10）：834.

针刺配合神阙穴穴位贴敷治疗小儿神经性尿频。患儿取仰卧位，医者先于患儿"精宫"穴（在第1掌骨近心端桡侧，鱼际向上0.8寸左右压痛点和条索状物处）处进行按压揣穴，探寻穴位附近条索状物或压痛点，先用拇指按揉20～60秒，然后穴位常规消毒，直刺此条索状物或压痛点，进针时嘱患儿大声咳嗽。然后常规针刺中极穴，肺脾气虚者，配足三里穴；肾气不足、心肝郁火者，配太冲穴，均常规针刺，留针15分钟。每3日针刺1次，2次为1个疗程。以生龙骨30g，生牡蛎30g，生麻黄30g，肉桂15g，冰片10g为主，肺脾气虚者，加用五味子15g，覆盆子15g；肾气不足、心肝火郁者，加用栀子9g。以上药物研细末，用醋调成膏状，敷于肚脐，外用胶布固定，每日清晨7点贴敷至19点取下，每日1次，5次为1个疗程，2个疗程之间暂停1日治疗。连续治疗10个疗程，取得良好疗效。王凤笑，王文秀，周悦，等.针刺"精宫"、中极穴配合神阙穴穴位贴敷治疗小儿神经性尿频31例［J］.中国针灸，2019，39（7）：771-772.

二十、小儿斜疝

二香散治疗小儿腹股沟斜疝。将二香散（小茴香、丁香各等份）研成细末，加香油调成糊状敷于神阙穴，用纱布覆盖，胶布固定。每隔24小时更换1次，治疗期间避免患儿哭闹和直立。治疗24例，贴敷1次痊愈6例，2次痊愈12例，3次痊愈3例。胥伟，肖伟模，彭会文.二香散治疗小儿腹股沟斜疝［J］.山东中医杂志，1996，15（12）：569.

二十一、小儿睾丸鞘膜积液

神阙穴外敷治疗小儿睾丸鞘膜积液。先行患侧阴囊常规消毒后注射器穿刺吸去睾丸鞘膜积液，后用丁香研磨成粉，取2g敷于神阙穴，并固定，每2日换药1次。每晚睡前用20g车前草加入300mL水煎成约100mL药液，将毛巾湿透后外敷积液患部30分钟（敷前用热毛巾敷患部至潮红）。10次1疗程，共治疗2疗程。治疗72例，治愈65例，显效4例。黄绍波，王荣珍，覃华杰.神阙穴外敷治疗小儿睾丸鞘膜积液72例［J］.中国针灸，2000，20（2）：108.

二十二、小儿脑瘫

针刺配合神阙灸治疗小儿脑瘫。针刺四神针、智三针、脑三针、颞三针，三阴交、足三里、曲池、涌泉、合谷、脾俞、肾俞穴。语言障碍，加廉泉穴；颈瘫，加天柱穴；面瘫，加颊车穴；上肢瘫，加肩三针、曲池、外关、合谷穴；下肢瘫，加解溪、太溪、昆仑、八风穴，并速刺委中穴；腰部软瘫，加腰阳关穴；耳聋，加听宫、听会穴；伴癫痫者，加神门穴；足外翻，加太溪穴；足内翻，加昆仑穴。得气后，留针30分钟，每日1次。同时温和灸神阙穴30分钟，每日1次，10日1个疗程。6个疗程后30例患者，显效10例，有效15例。吕敏捷，吴新贵，徐袁明，等.针刺配合神阙灸治疗小儿脑瘫30例疗效观察［J］.中国实用医药，2016，11（31）：182-183.

神阙隔盐灸法联合康复缓解脑瘫患儿肌痉挛。嘱患儿取仰卧位，舒适体位充分放松全身肌肉，露出脐部，用盐填满神阙穴后，将圆锥形艾炷放置其上后行艾灸治疗，以局部皮肤红润为度，灸治过程中家属陪同，加强与患儿的沟通，防止患儿因紧张导致肌张力增高，每次30分钟，每日2次，灸完后待局部皮肤温度晾至常温，治疗结束后行康复治疗，上肢训练时以任务导向性训练为主，通过恰当的指令如在患儿正前方放一个玩具，诱导患儿去拿起玩具，从而使患儿完成上肢伸展、前臂旋后、伸腕等运动，通过反复主动运动达到缓解上肢痉挛的目的。下肢训练时以被动活动为主，治疗师首先固定患儿一侧下肢处于外展、外旋位，然后使另一侧下肢依次屈髋、屈膝、踝背屈，最后在踝背屈体位下外展、外旋该侧下肢，并在患儿可接受的范围内保持该体位1～3分钟，使患儿痉挛肌群处于持续牵拉体位。双侧交替进行，每次30分钟，每日2次。连续治疗2个月。治疗30例，显效18例，有效11例。宰风雷，郭丽云，程江慧，等.神阙隔盐灸法联合康复治疗对痉挛型脑瘫患儿肌张力的

影响 [J]. 长治医学院学报，2019，33（6）：471-474.

二十三、儿童孤独症

柳氏开脏腑摩方在儿童孤独症中的应用。首先揉运大椎穴200～300次；其次以五脏六腑之背俞穴（肺俞、厥阴俞、心俞、督俞、膈俞、肝俞、胆俞、脾俞、胃俞、三焦俞、肾俞、气海俞、大肠俞、关元俞、小肠俞、膀胱俞）依序每穴揉运200～300次；再次以十二经脉循行次序，取募穴（中府、天枢、中脘、章门、巨阙、关元、中极、京门、膻中、石门、日月、期门）各揉运200～300次。最后揉运神阙穴。神阙穴施术时，患者静心调息，施术者先以双手掌心相对，双内劳宫穴反向搓运，至掌心有热感，然后以右手掌心之内劳宫穴对脐中，顺时针搓运神阙5～6分钟，待患者进入半睡眠状态时收功，取得良好疗效。王永前，李卓睿. 柳氏开脏腑摩方在小儿孤独症中的应用 [J]. 中国民间疗法，2019，27（22）：33-35.

二十四、小儿夜惊

安神膏敷贴膻中穴、神阙穴治疗夜惊。安神膏药物组成：朱砂、琥珀粉、胆南星各1g，用米醋调成稠糊状，分为2份，每晚8时分别敷于膻中穴和神阙穴，予纱布覆盖，胶布固定，次日晨7点取下。7日为1个疗程，连用1～2个疗程后。26例患者，痊愈19例，有效5例。黄春霞，张力，焦平. 安神膏敷贴膻中穴神阙穴治疗夜惊26例 [J]. 中国民间疗法，1998，（3）：21-22.

二十五、小儿过敏性皮肤病

中药脐疗法治疗儿童泛发性过敏性皮肤病。将桃仁、薄荷、蛇床子、荆芥、栀子各10g，樟脑2g等药物，洁净、风干、粉碎备用，每次取10g中药粉，包扎贴敷于神阙穴，胶布固定。剧痒者，扑尔敏4mg×5片，碾碎加入中药粉。每日换药 1 次，治疗 7 次后，780 例患者，治愈 303 例，显效 320 例，有效 95 例。贾菊华，周保锋，王晓玫.中药脐疗法治疗儿童泛发性过敏性皮肤病临床观察 [J].湖北中医杂志，2008，30（9）：31.

二十六、小儿汗证

神阙贴敷疗法治疗小儿汗证。将生黄芪、诃子、五味子免煎颗粒按比例混匀（10∶10∶6），温水 1mL，调成稠糊状。用压舌板将药膏放置于胶布或纱布上，药膏做成 1 元硬币大小为宜，然后贴敷于患儿神阙穴上，贴敷时间可为 1 个晚上，每日更换 1 次，7 日为 1 个疗程，取得较好临床疗效。辛国.贴敷疗法治疗小儿汗证技术 [J].中国乡村医药，2019，26（19）：75-76.

二十七、小儿危证

神阙穴外治小儿危证。患儿高热，体温 39.9℃，颜面发红，四肢冰冷，多睡，呼之闭目哭闹，胸腹扇动，腹软，压之亦闭目哭闹，表情痛苦，停止刺激则入睡，左脉数，空大鼓指，右脉沉弱不起，浮中部无脉，沉部指下甚微，表现为小儿高热危证。取燕子窝泥约三两，研细，生桐油半酒杯，将泥拌匀，上火炒热后候温。先将小儿脐眼用棉花蘸酒少许，略洗，用胡椒末放于肚脐眼中，人发覆盖，再将桐油泥包脐上。20 分钟后患儿清醒，挣动起床要吃东西，当场进食稀饭一大碗。进食后小儿体温逐渐下降维持在 38℃，未再上升，患儿神志清楚，未再哭闹，次日患儿体温降至正常。张鉴梅.神阙穴外治小儿危证临床验证体会 [J].中医杂志，2009，（S1）：216.

二十八、新生儿破伤风

灸神阙、囟会为主治疗新生儿破伤风。症初灸神阙穴 5 ～ 10 壮，隔姜灸或艾条悬灸，得微汗，并点按印堂、涌泉穴；病至中期加灸囟会穴3～5壮，得汗痉解为效；病至晚期，角弓反张、抽搐、呼吸困难时，除灸按上穴外，点按百会、水沟、合谷、命门、足三里、太冲穴各50次，得汗、手足温、痉解为效。一般轻症1～2次则愈，中晚期每日可进行3～4次，但神阙、囟会穴每日只灸1～2次，如灸处起水疱时不必放水消毒处理，不会感染。如汗不出，用麻黄、夏枯草捣烂加水做饼，用白棉布包好，蒸热敷脐部，令微汗，汗后勿受风寒。治疗898例，经1～3次治疗，痉愈705例；3～10次治愈190例。张升.灸神阙、囟会为主治疗新生儿破伤风疗效观察［J］.中国针灸，1999（12）：724.

第八章
皮肤科病证

一、痤疮

　　神阙穴拔罐配合大椎刺血治疗痤疮。神阙穴拔罐 10 分钟，如有黄水流出，以消毒棉球擦净，并以干棉球敷于穴上。然后大椎刺血拔罐，重症留罐 15 分钟，出血约 2mL，轻症留罐 5～10 分钟，出血约 0.5mL。治疗 4～5 日 1 次，3 次为 1 个疗程，治疗 3 个疗程后，63 例患者，显效 55 例，有效 6 例。孙红.神阙拔罐配合大椎刺血治疗痤疮［J］.中国针灸，1998，4：226.

二、黄褐斑

　　针刺加神阙穴隔盐灸治疗黄褐斑。针刺颧髎、太阳、曲池、血海、三阴交、足三里、肺俞穴。肝郁气滞型，加合谷、太冲、肝俞穴；胃肠积滞型，加天枢、中脘、上巨虚穴；脾肾两虚型，加关元、脾俞、肾俞穴；失眠，加安眠、神门、照海穴。留针 30 分钟。同时用纯净干燥的食盐填敷于脐部（神阙穴），使其与脐平，上置艾炷，施灸 3 壮。每周治疗 2 次，8 次为 1 个疗程，治疗 3 个疗程。治疗 60 例，基本痊愈 9 例，显效 22 例，好转 29 例。老锦雄，李子勇. 针刺加神阙隔盐灸治疗黄褐斑 60 例疗效观察 [J]. 中国针灸，2005，25（1）：35–36.

壮灸神阙穴为主治疗黄褐斑。将当归 12g，白芍 10g，川芎 9g，桃仁 9g，红花 5g，黄芪 10g，丹参 10g，女贞子 15g，墨旱莲 15g，白芷 10g，鸡冠花 15g，凌霄花 15g，碾成细末，加炒制食盐 265g，充分混合，成为基本方。临证加减，肝郁气滞型，加郁金 10g，柴胡 15g；气滞血瘀型，加三棱 10g，莪术 10g；肝肾亏虚型，加覆盆子 10g，枸杞子 15g；脾虚湿蕴型，加云苓 10g，薏苡仁 15g。治疗时取药盐 80g 填于患者脐窝，上燃以橄榄大小之艾炷，一壮燃尽后更换一壮，共 20 壮。艾炷全部燃尽后，覆布巾数层保留余温约 20 分钟。每日 1 次，15 次为 1 个疗程，每个疗程后休息 2 日。同时敷玉容散面膜（白茯苓、白菊花、白芷、白术、白扁豆、白芍、白僵蚕、珍珠等量研末，用蜂蜜调成糊状），于每晚清洁面部皮肤后，将玉容面膜均匀敷于患处，30 分钟后用温清水净面。每周治疗 3 次，2 周为 1 个疗程，共治疗 4 个疗程。治疗 49 例，基本痊愈 10 例，显效 18 例，有效 15 例。区颖仪，欧阳群，江书婷，等. 壮灸神阙为主治疗黄褐斑 49 例临床观察 [J]. 中医临床研究，2014，6（31）：29–30.

自制芦荟美容膏联合艾灸治疗黄褐斑。将干透之僵蚕 100g，蝉蜕 60g，何首乌 100g，白芷 60g，桔梗 30g，当归 100g，共研细末。再取新鲜芦荟 1000g 榨汁，加入以上药末均匀搅拌，成面糊状膏剂。如果膏剂黏稠度太高，再加入适量的黄酒稀释一下，使之成为膏状，然后放置于褐色大口瓶中，放阴凉干燥处备用。每晚临睡之前，用热毛巾擦洗面部数次，然后取制作好的芦荟美容膏适量，均匀地涂抹于面部黄褐斑处，再取头面大小的塑料薄膜 1 块，把口、鼻、双眼处挖开几个小洞，使睡眠时呼吸通畅和眼睛适应，再把塑料薄膜覆盖在面部。注意保持心情平静，以免影响睡眠。第 2 日起床后取下塑料薄膜，用清水正常洗脸则可。每晚 1 次，4 周为 1 个疗程。同时配合神阙穴隔姜灸疗法，每次 15～20 分钟，患者以感温热且舒适为度，每日 1 次。连续施灸 4 周为 1 个疗程，2 个疗程后观察疗效。治疗 74 例，治愈 42 例，显效 22 例。孙树枝，崔占义.自制芦荟美容膏联合艾灸治疗黄褐斑疗效观察 [J].深圳中西医结合杂志,2010,20(6):364-366.

三、荨麻疹

针刺拔罐治疗荨麻疹。先针刺双侧血海穴,施以捻转手法,平补平泻。起针后,以闪火法在神阙穴拔火罐,第 1 次留罐 5 分钟,休息 5 分钟后,再次操作,至第 3 次时留罐 10 分钟,共闪罐 3 次,使局部充血越明显越好,肤色由正常变为深紫暗。每日 1 次,3 日为 1 个疗程,连续治疗3 个疗程。治疗 34 例,痊愈 21 例,好转 11 例。刘少明,郭小川.针刺拔罐治疗荨麻疹疗效观察 [J].陕西中医,2013,34(8):1053-1054.

针罐并用合桂枝麻黄各半汤治疗荨麻疹。针刺风池、合谷、曲池、血海、足三里、三阴交、太冲等穴,留针 30 分钟。起针后,神阙穴闪罐,至局部部位皮肤潮红。并口服中药桂枝 10g,白芍、甘草、杏仁各 9g,大枣 3 粒,麻黄、蝉蜕、僵蚕各 6g,丹参、生地黄各 12g,生姜 3 片。每日1 剂,取得满意疗效。杨瑜,针罐并用合桂枝麻黄各半汤治疗荨麻疹 [J].浙江中医杂志,2015,50(2):129.

神阙穴闪罐联合桂枝汤加味治疗风寒型荨麻疹。神阙穴闪罐 3～5 分钟,至皮肤轻微发红、充血且患者自觉腹部微微发热停止闪罐,于神阙穴留罐 1 分钟后起罐。隔日 1 次。口服中药桂枝 15g,白芍 15g,白术 10g,黄芪 15g,防风 10g,甘草 6g,龙骨 30g(先煎),牡蛎 30g(先煎),生姜 3 片,大枣 5 枚。每日 1 剂,每日 2 次,2 周为 1 个疗程。共治疗 2 个疗程,30 例患者,治愈 24 例,好转 4 例。连婉仪,凌玉凤,方烨,等.神阙穴闪罐联合桂枝汤加味治疗风寒型荨麻疹 30 例 [J].中国民族民间医药,2017,20(14):84-85.

神阙穴灸罐并用治疗急性荨麻疹。神阙穴拔罐 10 分钟,起罐后,温灸盒灸神阙穴 30 分钟,以患者自觉热感深透腹腔并且以施术部位皮肤潮红为度,每日 1 次。治疗 10 次后,66 例患者,痊愈 32 例,显效 16 例,有效 16 例。贾爽杰，赵辉，盖艳红.神阙穴灸罐并用治疗急性荨麻疹 66 例 [J].中国民族民间医药，2014，9：136.

神阙穴闪罐结合针刺治疗急性荨麻疹。闪罐神阙穴，使所施术穴位皮肤潮红为度，次数不限。然后针刺相应腧穴，风寒型，选取大椎和双侧的曲池、风池穴；风热型，选外关、风门、三阴交、血海穴；肠道湿热型，选足三里、合谷、阳陵泉穴。留针 30 分钟，每周治疗 3 次。治疗 3 周后，36 例患者，痊愈 10 例，显效 16 例，有效 8 例。成路燕，刘艳.神阙穴闪罐结合针刺治疗急性荨麻疹 36 例 [J].针灸临床杂志，2010，26（3）：35–36.

神阙穴拔火罐治疗急性荨麻疹。治疗时让患者采取仰卧体位卧于病床之上，选用 500mL 大小的火罐，使用闪火进行拔罐治疗，第 1 次拔罐保留 1 分钟后起罐，间隔 2 分钟后，再次以同样的方法拔罐，连续实施拔罐 3 次，力求使患者的神阙穴部位充血明显，正常肤色变成暗紫色为宜。每日按照此法进行操作，连续 3 日为 1 个疗程，连续治疗 2 ～ 4 个疗程。50 例患者，痊愈 18 例，显效 20 例，有效 10 例。黎婵.神阙穴拔火罐治疗急性荨麻疹的临床观察 [J].光明中医，2018，33（4）：544–545.

雷火灸治疗慢性荨麻疹。将点燃的药条置于灸盒的圆孔中，使距离灸盒底部 2 ～ 3cm，并用大头针固定药条。将灸盒放置患者脐部，火头对准神阙穴施灸 15 分钟，灸至皮肤发红、深部组织发热为度。每日 1 次，治疗 2 周后，40 例患者，痊愈 4 例，显效 27 例，好转 7 例。王英杰，柴维汉，王海瑞，等.雷火灸治疗慢性荨麻疹疗效观察 [J].上海针灸杂志，2012，31（2）：107–109.

神阙穴拔罐结合背俞穴埋线治疗慢性荨麻疹。患者仰卧，用闪火法迅速将火罐扣在神阙穴上，3 ～ 5 分钟后取下，用同样方法连拔 3 遍。每日 1 次，7 日为 1 个疗程，连续治疗 4 个疗程。配合取肺俞、膈俞、肝俞、脾俞穴，施穴位埋线，2 周治疗 1 次，共治 2 次。治疗 80 例，显效 49 例，有效 7 例。赵同琪，刘璇.神阙穴拔罐结合背俞穴埋线治疗慢性荨麻疹 80 例 [J].中国针灸，2012，32（7）：634.

中药配合神阙穴拔罐治疗慢性荨麻疹。口服中药黄芪 30g，当归 12g，丹参 15g，荆芥 10g，防风 10g，刺蒺藜 10g。每日 1 剂，分 2 次服。配合神阙穴拔罐，每次留罐 15～20 分钟，每日 1 次。治疗 3 周，54 例患者，临床痊愈 24 例，显效 19 例，有效 10 例。开雁.中药配合神阙穴拔罐治疗慢性荨麻疹 56 例［J］.中国中医基础医学杂志，2009，15（7）：560.

复方白鲜皮汤联合神阙穴拔罐治疗慢性荨麻疹。口服中药白鲜皮 30g，地肤子 30g，苦参 9g，金银花 15g，连翘 12g，黄芩 9g，生地黄 15g，丹皮 15g，丹参 15g，赤芍 15g，当归 9g，甘草 9g。风盛者，加荆芥 12g，防风 12g；受热即发者，加牛蒡子 15g，栀子 12g，浮萍 15g；便秘者，加大黄 6g；反复发作者，加黄芪 15g，白术 15g；痒甚者，加徐长卿 15g，蝉蜕 9g；眠差者，加首乌藤 12g。水煎服，每日 1 剂，每日服 2 次。疗程为 1 个月。给予神阙穴拔罐法。取中小玻璃罐具，用镊子夹酒精棉球 1 个，点燃后放罐内绕 1～3 圈，然后将火退出，顺势迅速将火罐扣在神阙穴上，3～5 分钟后取下，用同样方法连拔 3 遍，以施术穴位皮肤潮红为度。每日 1 次，疗程为 1 个月。治疗 60 例，治愈 36 例，显效 12 例，有效 9 例。王珊珊，宋业强.复方白鲜皮汤联合神阙穴拔罐治疗慢性荨麻疹 60例［J］.实用中医药杂志，31（8）：729.

温和灸神阙穴结合壮医药线点灸治疗慢性荨麻疹。艾灸盒灸神阙穴 30 分钟，每日 1 次，30 日为 1 个疗程。使用壮医药线，选取直径为 0.7mm 的 2 号药线，按壮医配穴选穴原则"痒疾抓长子""寒手""热背""肿在梅"为主选穴；配穴大椎、风池、曲池、手三里、合谷、血海、三阴交穴。按病情选取适当穴位，即食指、拇指持线一端，并露出线头 1～2cm，将露出线头点燃，然后将留有火星的线端对准穴位点按，一按火灭即为一壮，一般一穴 2～3 壮，在灸处有轻微灼热感。施灸时先点按最先出疹处，可采用梅花形，然后点按其他穴位。隔日 1 次，15 次为 1 个疗程。治疗 37 例，显效 25 例，有效 12 例。许凌钧，尹建平，温文霞，等.中医联合壮医药线点灸治疗慢性荨麻疹临床研究［J］.临床医药文献电子杂志，2020，7（10）：60-61.

刺络拔罐配合雷火灸治疗慢性寒冷性荨麻疹。将雷火灸灸条点燃，放置于专用灸盒的圆孔中，使灸条前端燃烧部分跟灸盒底部有 2～3cm，灸神阙穴 20 分钟，以灸至神阙穴周围的皮肤发红，患者自觉神阙穴附近深部组织发热且无局部皮肤灼烧和疼痛为度，每日 1 次。同时双侧肺俞和膈俞穴刺络拔罐，留罐 10 分钟。每日 1 次。梁雪松.刺络拔罐配合雷火灸治疗慢性寒冷性荨麻疹疗效观察［J］.四川中医，2015，33（2）：163–165.

麻桂各半汤联合神阙穴闪罐法治疗慢性风寒型荨麻疹。口服中药麻黄、桂枝各 5g，芍药、杏仁、炙甘草、生姜各 3g，大枣 4 枚。每日 1 剂，早晚各 1 次。神阙穴闪罐，将消毒好的火罐吸拔在神阙穴后立即取下，如此反复吸拔多次，以局部皮肤潮红为度，每周 2 次。疗程 2 个月。痊愈 8 例，显效 33 例，有效 5 例。金红梅，吴妍静.麻桂各半汤联合神阙穴闪罐法治疗慢性风寒型荨麻疹 49 例［J］.中国乡村医药，2019，26（1）：30.

脐药罐联合氯雷他定治疗风寒束表型慢性荨麻疹。将桂枝 50g，麻黄 50g，芍药 50g，杏仁 30g，细辛 20g，生艾叶 60g，肉桂 20g，鸡血藤 50g，加水 5000mL 浸泡 2 小时，将竹罐与中药共同置于电饭锅中煮沸后改为保温模式。患者取仰卧位，身体呈自然放松状态，并充分暴露腹部。将能耐受温度的热中药罐倒扣于干净的纱布上吸去水分后，轻置于患者神阙穴，并确保药罐吸附于皮肤上，每次留罐 10 分钟，隔日治疗 1 次。口服氯雷他定片 10mg，每晚 1 次。治疗 17 例，痊愈 8 例，显效 7 例，有效 1 例。王国蜜，鲍身涛，徐国梅，等.脐药罐联合氯雷他定治疗风寒束表型慢性荨麻疹临床观察［J］.北京中医药，2019，38（9）：934–936.

神阙穴拔罐配合过敏煎加减治疗瘾疹。口服中药乌梅 6g，五味子 6g，防风 4g，苍术、白术各 3g，黄芩 3g，车前子 3g。每日 1 剂，分早晚 2 次。选用 4 号玻璃罐于神阙穴拔火罐，嘱患者呼停，力度以能耐受为度，此时罐口内吸入皮肤约 0.6cm。留罐 1 分钟，起罐时罐印红润，微有湿气，取得满意临床疗效。张晶，安冬，董元花，等.神阙穴拔罐配合过敏煎加减治疗瘾疹案例举隅［J］.亚太传统医药，2017，13（22）：97.

四、湿疹

四物消风散配合艾灸治疗慢性湿疹。口服中药川芎10g，赤芍10g，当归12g，熟地黄15g，防风10g，荆芥10g，蝉蜕6g，白鲜皮15g，刺蒺藜10g，知母10g。每日1剂，水煎分2次口服。配合雀啄灸神阙、三阴交穴，使患者局部有温热感而无灼热感为宜，每次30分钟。每日1次，7日为1个疗程，治疗2个疗程后，30例患者，痊愈21例，显效7例，有效2例。李斯朗，向丽萍，张予晋，等.四物消风散配合艾灸治疗慢性湿疹30例临床观察［J］.湖南中医杂志，2014，30（2）：44-46.

放血疗法联合神阙穴温灸治疗下肢顽固性湿疹。取双侧肺俞、脾俞、膈俞、血海穴及皮损局部皮肤颜色暗红处，刺络放血。然后温灸盒灸神阙穴15分钟。放血疗法每周2次，神阙穴温灸每日1次，治疗4周后，25例患者，治愈10例，显效8例，有效5例。徐维，陈麟，张冬梅，等.放血疗法联合神阙温灸治疗下肢顽固性湿疹的临床疗效观察［J］.针灸临床杂志，2014，30（7）：17-19.

五、风疹

针刺配合神阙穴闪罐、隔纸灸治疗风疹。针刺合谷（双侧）、曲池（双侧）、地机（双侧）、血海（双侧）、翳风穴（双侧），均泻法；百会、四神聪、列缺、颊车、鹤顶、足三里、三阴交、太冲穴，均补法。均留针30分钟，重点行针地机、曲池穴，行提插捻转泻法。针刺治疗结束后，予神阙穴闪罐疗法。选用中号玻璃火罐，用闪火法在神阙穴上行闪罐操作，以中等吸附力闪罐，每分钟30次的频率，闪至局部皮肤潮红充血为度，时间为5～15分钟。隔纸灸局部风疹，时间5分钟，切勿烫伤患者。取得较好疗效。黄彪，胡玲香.针刺配合神阙穴闪罐、隔纸灸治疗风疹验案［J］.湖南中医杂志，2018，34（8）：128.

六、带状疱疹

围刺配合电针加神阙穴照射治疗带状疱疹。取穴疱疹周围、疱疹中心及疼痛明显点常规消毒后，用25～40cm长针灸针，快速进针，每穴相隔2～4cm，针尖均向疱疹中心斜刺，疱疹中心及疱疹疼痛明显点均采用直刺。针刺得气后，于疱疹周围分别连接G8605-1电针仪，每次4组，采用连续波低频刺激20分钟，强度以患者能耐受为度。同时以TDP神灯照射神阙穴，每次30分钟，每日1次。治疗10日后，20例患者，治愈15例，显效5例。丽莎，聂传芳.围刺配合电针加神阙照射治疗带状疱疹20例临床分析 [J].航空航天医药杂志，2009，20（11）：78.

七、特应性皮炎

神阙穴拔火罐疗法治疗特应性皮炎。让患者取侧卧位，选用500mL罐，取神阙穴消毒后用闪火法留罐10分钟，每日1次。治疗30日，25例患者，治愈8例，显效9例，好转5例。龚磊.拔火罐疗法治疗特应性皮炎25例临床观察 [J].基层医学论坛，2016，20（8）：1094-1095.

八、皮肤瘙痒症

神阙穴拔罐治疗皮肤瘙痒症。患者平卧，取神阙穴（肚脐处）进行施术。采用火罐或抽气罐，以传统火罐为佳，要求吸力要大，拔5分钟左右为宜，每日1～2次，一般5日即可完全止痒。董纪强，刘娜.神阙穴拔罐治疗皮肤瘙痒症 [J].中国民间疗法，2005，13（7）：16-17.

刺血拔罐结合内服自拟消风散治疗皮肤瘙痒症。患者先取仰卧位，用大号玻璃罐迅速吸拔于神阙穴上（肚脐），留罐5分钟后起罐休息1分钟，反复2次，神阙穴拔罐结束后，任选1个上部穴位（大椎、曲池）和1个下部穴位（血海、委中）进行点刺并拔火罐。每日1次，7次为1个疗程。

口服中药，荆芥、防风、蝉蜕、苦参、苍术各 15g，知母 10g，石膏 30g，牛蒡子 15g，木通 10g，当归 15g，生地黄 20g，甘草 10g，地肤子 15g，白鲜皮 30g，薄荷 10g，乌梢蛇 12g。血虚风燥者，去苍术、木通，加白芍、何首乌；风热，加金银花；血热，加赤芍。每日 1 剂，7 日为 1 个疗程。治愈 28 例，好转 2 例。姚斌．刺血拔罐结合内服自拟消风散治疗皮肤瘙痒症30 例［J］．中医临床研究，2017，9（23）：103-104.

第九章
伤科病证

一、颈椎病

腹针结合推拿手法治疗颈型颈椎病。腹针取中脘、关元、石关、商曲、滑肉门穴，毫针刺入 1 寸左右，进针后配以捻转手法让患者得气。治疗期间间隔 5 分钟行捻转手法 1 次，针刺完毕后，加用 TDP 灯以神阙穴为中心进行照射。整个治疗约需 30 分钟。每日治疗 1 次，每周连续治疗 5 日，共治疗 2 周。治疗 36 例，痊愈 15 例，显效 13 例，有效 6 例。黄颖媛，周华．腹针结合推拿手法治疗颈型颈椎病的临床观察 ［J］．湖北中医杂志，2017，39（2）：48-49.

开四关神阙隔盐灸治疗椎动脉型颈椎病。针刺取百会穴、四关穴（双合谷、双太冲），得气后，暴露神阙穴，用食盐填满，然后取清艾条 2 支，对分为 4 段，分别点燃两端，放置于特制的木温灸盒内悬灸神阙穴，高度以患者感到温热舒适为宜，留针 30 分钟，每日 1 次，10 次为 1 个疗程，共治 2 个疗程。治疗 50 例，痊愈 26 例，显效 18 例，有效 6 例。李军．开四关神阙隔盐灸治疗椎动脉型颈椎病临床疗效观察 ［J］．杏林中医药，2013，33（9）：945-947.

二、肩周炎

神阙穴隔盐灸治疗肩周炎。针刺患侧手三里、列缺、后溪，双侧足三里穴深刺 2.5 寸，以及健侧肾关穴。并每周神阙穴隔盐艾灸 3 次，每次 49 壮，持续 1 个月，肩关节活动已无大碍。赵朝庭，刘旭光，罗海鸥.神阙隔盐灸治疗经筋病验案三则［J］.亚太传统医药，2016，12（6）：86-87.

三、慢性腰肌劳损

神阙穴温灸治疗慢性腰肌劳损。施术者将点燃的艾条插入单孔温灸盒顶管中，再把温灸盒放在肚脐上方，实施温灸神阙穴。施灸过程中，可根据患者耐受温度情况，上下调节艾条。每日 1 次，治疗时间 30 分钟，5 次为 1 个疗程，两疗程间休息 2 日。共治疗 2 个疗程。治疗 40 例，治愈 28 例，好转 9 例。芮飞龙，王磊.神阙温灸治疗体育专业学生慢性腰肌劳损的临床研究［J］.体育科技，2011，32（2）：58-59.

四、腰椎间盘突出症

腹针合神阙隔盐灸治疗腰椎间盘突出症。针刺中脘、下脘、气海、关元、合谷、太冲，得气后留针 30 分钟。同时用盐填满神阙穴，然后取艾条 2 支，对分为 4 段，点燃后置于木制的艾灸盒内，悬灸神阙穴，高度距离皮肤约 30cm，以患者神阙穴局部有温热舒适感为宜，灸至腹部产生红斑效应为度。治疗 50 例，治愈 28 例，显效 16 例，有效 6 例。李军，王占，廖国丹.腹针合神阙隔盐灸治疗腰椎间盘突出症的临床观察［J］.广西中医药，2015，38（1）：38-39.

灸神阙、关元穴联合推拿治疗腰椎间盘突出症。用擦法、弹拨、按揉等作用于腰椎两侧肌肉，重点放松紧张的一侧。放松后给予腰椎斜扳法，患者侧卧，头部保持后仰，肩背部垂直于床面，上肢自然屈曲于体侧，上面腿屈曲，下面的腿伸直；操作者于患者对面施术，一手扶肩，一手扶骶部，协同用力使腰部轻缓小幅度摇动，反复轻缓转动，待转至最大角度，使需要调整的腰椎节段正好处于扳动的支点，给予较轻的力扳动即可。扳法结束后放松患者腰部两侧及下肢3分钟，再让患者平卧休息10分钟即可。在推拿治疗的基础上，给予温和灸神阙、关元穴各30分钟，使患者灸时产生舒适的温热感（多数感觉从表皮向腹腔、腰部透达，有的还可感觉到向上至头部、向下至膝部透达），灸后患者局部皮肤呈现均匀潮红、花斑、汗出为宜。艾灸每日1次。推拿每次30分钟，每3日1次。3周为1个疗程。治疗60例，痊愈21例，显效20例，有效13例。张丽，郭光昕.艾灸神阙、关元穴联合推拿治疗腰椎间盘突出症临床研究［J］.中医学报，2017，32（9）：1774–1777.

腹针配合神阙灸治疗腰椎间盘突出症。腹针水分、气海、关元，急性腰椎间盘突出加人中、印堂，陈旧性腰椎间盘突出加气穴（双），以腰痛为主加外陵（双）、气穴（双）、四满（双），合并坐骨神经痛加气旁（对侧）、外陵（患侧）、下风湿点（患侧）、下风湿下点（患侧）。病程短采用浅刺，病程长采用深刺，轻刺激，只捻转不提插，留针30分钟，每日治疗1次，连续治疗10次为1个疗程，共治疗2个疗程，疗程间休息2～3日。出针后温和灸神阙穴20分钟，以患者自觉热力渗透，腹部温热，局部皮肤潮红、微烫为度，每日1次。连续治疗10次为1个疗程，共治疗2个疗程。32例患者，治愈14例，显效9例，有效8例。张亚洲，唐纯志.腹针配合神阙灸治疗腰椎间盘突出症疗效观察［J］.辽宁中医药大学学报，2017，19（9）：114–116.

五、膝骨关节炎

隔盐灸神阙穴为主治疗膝骨关节炎。取神阙穴进行隔盐灸，将食用细盐放入患者脐部，盐量以脐部填平为度，将捏好的黄豆大小艾炷置于盐上点燃，患者感觉烫时即刻换新艾炷，如此循环，以9炷为度，灸后清除脐部细盐。温针刺命门、双侧肾俞、患侧阴陵泉和阳陵泉，留针30分钟。

后在患侧膝部行火罐治疗，留罐 5 分钟。每日 1 次，连续治疗 3 日，取得较好疗效。蔡海燕，黄华贺，许明辉．隔盐灸神阙穴为主治疗膝骨关节炎一例［J］．中华针灸电子杂志，2014，3（5）：32-33.

神阙穴灸配合电针治疗阳虚寒凝型膝骨关节炎。针刺患侧犊鼻、内膝眼、阳陵泉、阴陵泉、足三里、梁丘、阿是穴，得气后，接 G6805 型电针仪（犊鼻连内膝眼、阳陵泉连阴陵泉、梁丘连足三里），选择疏密波，以局部酸胀明显、患者能忍受为度，留针 30 分钟。同时取神阙穴，将 2cm 艾条放入木质灸盒中进行灸疗，灸至艾条燃尽为止。治疗 54 例，临床治愈 42 例，显效 11 例，有效 1 例。李茜，朱江．神阙灸配合电针治疗阳虚寒凝型膝骨关节炎疗效观察［J］．中国针灸，2008，28（8）：565-568.

六、类风湿关节炎

灸神阙、大椎穴加针刺治疗类风湿关节炎。隔姜艾炷灸神阙、大椎穴各 3 壮，先灸神阙，再灸大椎，以局部潮红为度。而后根据受累关节局部取穴，采用毫针治疗。肩关节受累，取肩三针、曲池、合谷穴；肘关节，取尺泽、曲池、合谷穴；腕关节，取阳池、阳溪、阳谷、外关穴；指关节，取八邪穴、外关穴；膝关节，取膝眼、血海、委中、委阳穴；踝关节，取解溪、昆仑、丘墟、太冲穴；趾关节，取八风穴。以上均配阿是穴。每日 1 次，10 次为 1 个疗程，疗程期间休息 2 日，共治疗 3 个疗程，取得较好疗效。何晓华，胡雨华．灸神阙、大椎穴加针刺治疗类风湿关节炎的临床观察［J］．宁夏医科大学学报，2011，33（12）：1227-1228.

七、急性软组织损伤

中药外敷神阙穴治疗急性软组织损伤。将马钱子 20g，大黄 30g，栀子 30g，木香 30g，三七 30g，血竭 30g，水蛭 15g，冰片 10g，乳香 15g，没药 15g，除冰片外其他药物烘干后混合，共研细末，以适量生理盐水调制成稠糊状，外敷于脐中，厚 0.3～0.5cm、范围约 2cm，以胶布固定，或以活血止痛膏固定更佳，每日2次，每次外敷4～8小时后揭下。上肢受伤需悬吊于功能位，下肢需抬高患肢。治疗期间停用其他药物。695例患者敷药次数最多8次，最少2次，平均5次。痊愈617例，有效73例。

王基萍，丛培军，王春叶.中药外敷神阙穴治疗急性软组织损伤695例［J］.中医外治杂志，2013，22（4）：27.

八、脉管炎

艾灸中脘、神阙穴治疗风湿性疾病伴发末梢血管炎。针刺大横、气海、关元、足三里、太溪穴。艾灸涌泉、中脘、神阙穴。TDP灯照射患处。20分钟后患处出现刺痛，疼痛逐步加重达高峰后逐渐消失，留针30分钟。灸疗持续至疼痛消失，约2小时。取得较好疗效。覃光辉，林叶青，苏励.艾灸中脘、神阙穴治疗风湿性疾病伴发末梢血管炎2例［J］.河南中医，2012，36（6）：773.

第十章
五官科病证

一、近视

体针浅刺配合灸罐治疗儿童近视。针前令患儿俯卧位，沿背部督脉陶道至命门、双侧膀胱经1线大杼穴至肾俞穴走罐。背部皮肤常规消毒后涂适量凡士林，再根据患儿体型选择中、小罐口的玻璃罐，用闪火法，拔于背部腧穴。病属虚证者，罐沿膀胱经1线一侧大杼穴向下推至同侧肾俞穴，将罐平行轻推与督脉命门穴处，沿督脉上行推至陶道穴后将罐平行轻推至对侧大杼穴，再沿膀胱经1线向下行至肾俞穴，如此为一数，行九阳数，此顺督脉、膀胱经走罐为"补法"；病属实证者，罐沿膀胱经1线一侧肾俞穴走至同侧大杼穴处后，将罐平行轻推至督脉陶道穴处，再沿督脉向下至命门穴后，将罐平行轻推至对侧肾俞穴，再沿膀胱经1线上行走罐至大杼穴，此为一数，行六阴数，此逆督脉、膀胱经走罐为"泻法"。按补泻法沿经走罐相应次数，以背部皮肤潮红轻微充血为度。根据辨证，选择补法，或平补平泻法（顺经行九阳数，逆经行六阴数），因本病以虚证为主，不宜行泻法。针刺神庭、百会、印堂、睛明（双）、四白（双）、风池（双）、太阳（双）、光明穴（双），配穴合谷（双）、足三里（双）、太冲穴（双），局部严格消毒后，用毫针浅刺，针尖约刺入皮下2 mm，睛明针刺进针时应注意固定眼球，轻柔进针，不行提插捻转手法，出针时按压针孔片刻；风池穴注意把握针刺方向、角度和深度，切忌向上深刺，以免刺入枕骨大孔，余穴常规刺，留针30分钟。针毕，取1段2～3cm清艾条点燃后置于灸盒内，放于神阙穴处施灸，灸15～20分钟，以皮肤微微发热、发红为度。取得较好疗效。刘群，李桂芳，叶小琪，等.张虹教授应用体针浅刺配合灸罐治疗儿童近视的验案举隅［J］.云南中医中药杂志，2017，38（3）：4-5.

二、过敏性鼻炎

电针配合隔药灸治疗过敏性鼻炎。将黄芪、乌梅、细辛、肉桂、麻黄按4：2：1：1：1的比例混合打磨成粉，备用。取药粉8g及适量姜汁调成糊状，敷于神阙穴上，直径约3cm。再点燃纯艾条，插入单孔艾灸盒中，放在神阙穴上方，艾条距药面约1.5cm，灸治30分钟，每日1次。配合针刺迎香、风池、上星、印堂、合谷、列缺穴，得气后，迎香、风池、上星、印堂穴连接电针仪，采用连续波，频率为10～15Hz，以局部酸胀明显、患者可接受为度，留针30分钟，每日1次。10次为1个疗程，疗程间休息2日，共治疗2个疗程。治疗49例，痊愈29例，有效17例。吕华.电针配合隔药灸治疗过敏性鼻炎疗效观察［J］.上海针灸杂志，2014，33（9）：838-839.

芪梅散神阙穴温灸治疗过敏性鼻炎。将黄芪、乌梅、麻黄、细辛、五味子、肉桂按4：2：1：1：1：1比例碾成粉后，用时取6g用姜汁适量调成稠面状，做成直径2.5cm、厚约0.5cm的药饼，用针在药饼上穿数孔后，将药饼放置在神阙穴上，点燃精制纯艾条插入单孔艾灸盒中，放在神阙穴药饼上方，灸治30分钟。每日1次，6日1个疗程，治疗4个疗程。取得较好疗效。李鸿霞，许军，谢琼，等.芪梅散神阙穴温灸治疗过敏性鼻炎疗效观察［J］.新中医，2010，42（12）：95-97.

神阙穴拔罐配合针刺治疗过敏性鼻炎。神阙穴拔罐半小时或40分钟，同时针刺印堂透鼻根、双侧迎香透鼻根、风池、列缺、合谷穴。气虚，加足三里、气海、百会穴；痰热，加丰隆、内庭穴；风热，加大椎、鱼际穴。留针30分钟，每日1次，10次为1个疗程，疗程间隔2～3日，治疗2个疗程。38例患者，痊愈12例，显效21例，好转5例。班惠娟.神阙穴拔罐配合针刺治疗过敏性鼻炎38例［J］.针灸临床杂志，2010，26（12）：29.

神阙穴贴敷治疗过敏性鼻炎。将乌梅、白芥子、细辛、辛夷、补骨脂、肉桂各等份研末，取适量的鲜姜汁调制成饼状贴敷于神阙穴，然后用胶布固定，24小时取下，每3日贴1次，1个月为1个疗程，间隔1个月再行第2个疗程，连治3个疗程。治疗58例，痊愈24例，显效19例，有效13例。严欣，刘洋，王志国.神阙穴贴敷治疗过敏性鼻炎58例临床观察［J］.针灸临床杂志，2001，（11）：28.

腧穴激光照射加神阙穴闪罐治疗过敏性鼻炎。采用SunDom-300IB型半导体激光治疗机输出的光为近红外光，波长810nm，输出功率连续可调，光管直径2mm，分别将探头置于迎香（双）、上迎香穴（双），指向鼻内侧方向，功率20～40mW；肺俞（双）、风门穴，垂直方向，功率200～300mW；列缺穴（双），斜上方向，功率90～120mW。探头距皮肤2～5mm，每穴照射3分钟。照射后，用大号玻璃罐采用闪火法迅速使罐具吸附在神阙穴上，5分钟后取下，间隔5分钟，同上进行第2次拔罐，如此反复，连续闪扣10次，每日1次。5日为1个疗程，休息2日可进行下1个疗程。治疗2个疗程后，36例患者，治愈22例，显效8例，有效4例。乔志娟.腧穴激光照射加神阙穴闪罐治疗过敏性鼻炎36例［J］.辽宁中医药大学学报，2012，14（6）：165-166.

电针配合隔药灸治疗过敏性鼻炎。毫针针刺上星、风池、合谷、印堂、列缺、迎香穴，迎香穴向鼻中心浅刺，印堂穴斜刺达鼻根处，得气后，印堂、上星、风池及迎香穴连接电针仪，通过10～15Hz的连续波进行电针治疗，以患者感到局部酸胀较为明显为度，留针0.5小时，每日1次。同时给予隔药灸治疗。取麻黄1份、肉桂1份、细辛1份、乌梅2份及黄芪4份混合打磨制粉，取药粉8g加以适量的姜汁调和敷于神阙穴上，将艾条点燃置入单孔艾灸盒，于神阙穴上方放置，灸治0.5小时，每日1次。以10次为 1 个疗程，1 个疗程后休息 2 日，共 2 个疗程。治疗 40 例，治愈 24 例，有效 14 例。黄佰宏，陈坚，蔡耿秋.观察电针配合隔药灸治疗过敏性鼻炎的临床疗效［J］.内蒙古中医药，2017，15：110-111.

神阙穴闪罐法治疗过敏性鼻炎。治疗方法：嘱患者暴露脐部，施术者选用适合患者的玻璃火罐型号，用闪火法在神阙穴上行闪罐操作，中等吸附力，操作速度为 30 次 / 分钟，操作至罐体温热，留罐 1 分钟，取毛毯等遮盖物覆盖患者腹部，至罐体冷却，取开遮盖物再次进行闪罐操作，重复上述操作 3 ～ 5 次，操作时间为 5 ～ 10 分钟，取得较好疗效。孕妇忌用，婴幼儿及老弱者慎用。丁宁，赖蕾，张虹.张虹教授神阙穴闪罐法治疗过敏性鼻炎的机理初探［J］.四川中医，2017，35（7）：16-17.

脐灸治疗过敏性鼻炎。将木香、丁香、肉桂、黄芪等比例研末备用。以面和水制作成直径约 6cm、高约 2cm 的面圈，面圈内径约 2cm（大于患者脐孔直径约 0.5cm）置于患者脐上，药粉填脐，上置底径约 1.5cm、高约 1.5cm 的艾炷灸之，待艾炷燃尽后换下一壮艾炷，一壮艾炷燃烧 15 分钟，连续施灸 1.5 小时。施灸结束后用无菌敷贴固封脐中药末，嘱患者 24 小时后自行去除，并清理干净，取得较好疗效。王金花，罗丹妮，代凯凯，等.脐灸治疗过敏性鼻炎验案［J］.世界最新医学信息文摘，2018，18（58）：227.

天灸配合神阙穴闪火罐治疗阳虚型过敏性鼻炎。白芥子 12g，黄芪 20g，肉桂 5g，细辛 3g，麻黄 6g，研粉后加姜汁调匀，制成直径约 1cm 的药饼，在肺俞、膏肓、风门、命门穴进行穴位贴敷，贴敷 4 ～ 6 小时，初伏、中伏、末伏各治疗 1 次。在神阙穴闪火罐，至拔罐区皮肤暗红后取罐，待颜色消退后重复前次操作，共拔罐 3 次，每次约 5 分钟，每日 1 次，10 日为 1 个疗程，共治疗 3 个疗程。治疗 41 例，显效 16 例，好转 20 例。柯正华，龙升华.天灸配合神阙穴闪火罐治疗阳虚型过敏性鼻炎：随机对照研究［J］.中国针灸，2014，34（9）：853-856.

三、口腔溃疡

艾灸神阙穴治疗复发性口疮。将艾条点燃，对准脐部进行悬灸，直到患者感到温热舒适，即将艾条燃端固定在一定高度，连续悬灸至局部发红为止。也可配用雀啄灸，每日 1 次，重者加灸 1 次。治疗 30 例，艾灸 1～3 次痊愈 21 例，5 次痊愈 5 例。张建勋. 艾灸神阙穴治疗复发性口疮. 医学理论与实践［J］. 2004，17（11）：1304.

针刺配合神阙穴敷药治疗复发性口腔溃疡。针刺腧穴，心火上炎型，取劳宫穴；虚火上炎型，取太溪穴或照海穴；胃火上炎型，取内庭穴。留针 30 分钟，每日 1 次。同时用吴茱萸粉末 5g，以醋调成膏状，外敷于神阙穴，外用云南白药膏固定，每日 1 次。治疗 14 日，21 例患者，痊愈 18 例，好转 2 例。严江. 针刺配合神阙穴敷药治疗复发性口腔溃疡 21 例［J］. 中国民族民间医药，2004，23（5）：95，97.

四、慢性糜烂性唇炎

艾灸神阙穴治疗慢性糜烂性唇炎。于每晚（21～22 时）任选 10 分钟，用两年以上的纯艾条悬灸神阙穴 15～20 分钟，每晚 1 次，持续 1 个月，取得较好疗效。许艳真，曹延英. 亥时艾灸神阙穴治疗慢性糜烂性唇炎一例报告［J］. 青海医药杂志，2018，48（4）：74-75.

第十一章
肿瘤与化疗

一、鼻咽癌

艾灸神阙穴辅助放化疗治疗鼻咽癌。在开始化疗第 1 日行隔盐艾灸神阙穴，每日 1 次，每次 10 壮（艾炷底直径 1.5cm、高 2cm、重 0.64g），整个疗程为 30 次。治疗 28 例，有效 24 例。陈凯，姜翼，温汉平，等.艾灸神阙穴辅助放化疗治疗鼻咽癌的临床研究 [J].中国中西医结合杂志，2000，20（10）：733-735.

二、癌性疼痛

止痛外敷方治疗癌性疼痛。将川草乌、细辛、川椒、乳香、没药、冰片、穿山甲、胆南星、附子、白芥子、蟾酥、雄黄、全蝎、蜈蚣、丹参、大黄、丁香、延胡索等份，共研细粉，用食醋调成糊状敷于疼痛部位，敷药面积要超出疼痛面积边缘 0.3 ～ 0.5cm，同时外敷于神阙穴，用塑料布覆盖，胶布固定，24 小时换药 1 次。14 日为 1 个疗程，共 2 个疗程。治疗 30 例，完全缓解 12 例，部分缓解 10 例，轻微缓解 3 例。韩旭.止痛外敷方治疗癌性疼痛 30 例疗效观察 [J].国医论坛，2013，28（3）：37-38.

144

三、癌性呃逆

脐疗治疗恶性肿瘤引起的呃逆。75% 酒精棉棒消毒脐部皮肤，每次取麝香 0.3g，研末填于肚脐，生姜片厚约 2mm、半径 2cm 贴于肚脐之上，用艾条灸姜片，每日 2 次，每次 20 分钟。然后弃姜片，用敷贴贴封肚脐，每日 1 次，治疗 10 日后，32 例患者治愈 25 例，有效 5 例。刘春光，王洋.脐疗治疗恶性肿瘤引起的呃逆 32 例 [J].中国民间疗法，2011，19（7）：19.

四、癌性腹水

活血利水方贴敷神阙穴控制癌性腹水。将甘遂、木香、桂枝、槟榔、黑丑、巴豆等份，共研细末，用时取药末 30g，用 50 ~ 70℃ 热水调成糊状后，再加捣碎的大蒜 2 瓣调匀，最后加捣碎的芒硝 5g 混匀，用棉纸包药敷贴神阙穴（适温），再用胶布固定，24 小时更换 1 次。同时口服呋塞米 20mg，每日 2 次。连续用药 14 日，治疗 18 例，痊愈 4 例，显效 8 例，有效 4 例。李德琼，栾燕芬，赵秀华.活血利水方贴敷神阙穴控制癌性腹水 18 例 [J].云南中医中药杂志，2014，35（3）：73-74.

中药敷脐治疗癌性腹水。麝香 0.3g，去壳田螺 4 个，甘遂 5g，雄黄 3g。麝香置于脐中（神阙穴）。田螺 4 个，甘遂 5g，雄黄 3g 共捣匀，以神阙穴为中心平敷于腹上，纱布包扎固定，每日 1 换。治疗 3 日后，25 例患者，有效 23 例。孔哲.中药敷脐治疗癌性腹水 [J].山东中医杂志，2002，21（5）：291.

中药熏蒸神阙穴治疗癌性腹水。通过"中药熏蒸治疗仪"（杭州立鑫医疗器械有限公司，LXZ-200C 型）治疗，将中药炙黄芪 50g，淡附子、生薏苡仁各 30g，桂枝、桃仁、莪术各 15g，川椒目、牵牛子各 9g，大戟 6g，先浸泡 45 分钟，然后用治疗仪熏蒸神阙穴，每日 1 次，每次熏蒸 30 分钟，连续治疗 6 日后休息 1 日，以 2 周为 1 个疗程。治疗 65 例，显效 2

例，有效 49 例。郝皖蓉，夏克春，曾永蕾. 中药熏蒸神阙穴治疗癌性腹水 65 例［J］. 浙江中医杂志，2016，51（2）：124.

温阳逐水法外治癌性腹水。将牵牛子、玄明粉、泽兰、龙葵、黄芪各 30g，枳实、川芎、桂枝、花椒目各 15g，木香、甘遂各 10g，研粉，加入蜂蜜调匀，敷于辅料上，外敷神阙穴，约 10cm×10cm 范围，加艾条熏神阙穴，每次灸 30 分钟，灸后将药留在神阙穴，外敷膏药固定，每日更换 1 次。连续治疗 15 日为 1 疗程，共持续治疗 2 个疗程。治疗 30 例。吴慧芬，王建梅，余锟，等. 温阳逐水法外治癌性腹水 30 例临床观察［J］. 浙江中医杂志，2017，52（6）：420.

温阳散神阙灸联合化疗治疗恶性腹水。将制附片、生麻黄、细辛、龙葵、牵牛子、生黄芪、川芎、马钱子各 5g，打粉用温水制成饼状，厚度为 0.5cm、直径约 2cm，将药饼放置于神阙穴上，取纯净艾绒手捏成高约 1cm、底直径约 0.8cm，放置于药饼正中间，点燃艾绒待其燃尽，易炷再灸，共 10 壮，要求皮肤潮红湿润不起疱。每日 1 次，每次 60 分钟，疗程 4 周。治疗 12 例，改善 10 例。郝皖蓉，夏克春，曾永蕾. 温阳散神阙灸联合化疗治疗恶性腹水的临床观察［J］. 中华针灸电子杂志，2016，5（3）：94–97.

五、肿瘤自汗症

益气敛汗脐贴缓解肿瘤自汗症。将黄芪、浮小麦、五味子、五倍子按 2∶2∶1∶1 比例配制加工粉碎成细末，再加入白醋压制成每枚 2.5g 的圆形小药饼，敷于神阙穴，外用胶布固定，每日 1 次，贴敷 22 小时，于下次用药前 2 小时撤除并清洁，连续敷药治疗 7 日。治疗 34 例，治愈 10 例，好转 22 例。陈小红，徐爱琴，杭燕，等. 益气敛汗脐贴对提高肿瘤自汗病人生活质量的临床研究［J］. 护理研究，2018，32（7）：125–127.

五味子联合五倍子神阙穴位贴敷治疗肿瘤晚期汗证。取五味子 6g，五倍子 6g，碾磨成粉，用食醋调和成丸，贴于神阙穴，用医用胶带固定。盗汗者睡前贴敷，醒后自取；自汗者晨起贴敷，睡前自取。以 6～8 小时为宜，每日1次,5日为1个疗程。治愈20例，好转18例。徐海军，李利珍，王久利.五味子联合五倍子穴位贴敷治疗肿瘤晚期汗证临床观察［J］.中医临床研究，2019,11（6）：87-88.

玉屏风口服液联合五倍子中药贴敷改善肺癌患者术后出汗。口服玉屏风口服液，每次10mL，每日3次。然后将五倍子粉3g与白醋1mL搅拌均匀，用纱布包裹，贴敷于神阙穴，用透气胶布固定，次日早晨取下。每日1次，14日为1个疗程。治疗50例，治愈8例，好转38例。董莹莹，应露婷，徐晓文.玉屏风口服液联合五倍子贴敷在肺癌术后出汗中的应用研究［J］.新中医，2019,51（8）：86-88.

六、化疗后诸症

（一）化疗白细胞减少症

隔药灸脐法治疗乳腺癌术后化疗白细胞减少。将柴胡50g，川芎50g，党参50g，麦冬50g，五味子50g，当归50g，黄芪200g，共研末备用。另准备麝香5g备用。先取0.1g麝香放入脐内，再取上述药末适量填满肚脐，施灸2小时左右，治疗后用胶布把药末贴敷在肚脐内，8小时内自行取下。化疗第1日开始至化疗结束，每周治疗3次，共6个周期。治疗50例，显效18例，有效24例。武华清，苏秀贞，苏全德，等.隔药灸脐法治疗乳腺癌术后化疗白细胞减少50例［J］.光明中医,2013,28（10）：2107-2108.

中药外敷改善晚期结直肠恶性肿瘤化疗症状。将党参、黄芪、白术、半夏、当归、七叶一枝花各30g，三棱、莪术、苦参各15g，白花蛇舌草60g，研末，将药粉调成稠膏，贴敷于患者神阙穴，用脱敏胶布封闭固定，每日更换1次，贴敷时间6～8小时，连续敷贴7日。7日为1个疗程，1个疗程后嘱患者休息3日。共治疗2个疗程，可提高晚期结直肠恶性肿瘤化疗患者生命质量和改善外周血指标。167例患者，显效87例，有效30例。罗昌国，张晶，李芳红.中药外敷对晚期结直肠恶性肿瘤化疗患者的疗效

［J］.世界中医药，2020，15（16）：2462-2465.

（二）化疗呕吐

中药外敷神阙穴防治化疗呕吐。将丁香15g，白胡椒10g，甘松15g，法半夏10g，竹茹10g，茯苓15g，共研细粉，用水调成糊状，于化疗前1小时敷于神阙穴，化疗12小时后用清水洗净。同时于化疗前30分钟静脉注射盐酸格雷司琼注射液3mg。治疗58例，有效50例。叶循雯.中药外敷神阙穴防治化疗反应58例［J］.山东中医杂志，2011，30（8）：557-558.

中药贴敷神阙穴防治化疗呕吐。将吴茱萸100g，肉桂30g，干姜30g，研末，密贮备用，每次化疗前30分钟，取6g药末用醋调成糊状，贴敷于神阙穴，并用麝香壮骨膏固定，24～48小时更换1次，直至1个疗程化疗结束。治疗38例，显效26例，有效5例。黄洁.中药贴敷神阙穴降逆止呕效果临床观察［J］.安徽中医临床杂志，1999，11（1）：6.

白醋调姜夏外敷神阙穴预防大肠癌术后化疗所致恶心呕吐。取10g半夏粉末用姜汁5mL、白醋1～2滴拌成药泥，贴敷于神阙穴，于化疗前1日开始实施，早晚各1次，贴敷不超过4小时，持续至化疗结束，取得较好疗效。周雪玲，蔡蕾，黄师菊，等.白醋调姜夏外敷神阙穴预防大肠癌术后化疗所致恶心呕吐的效果观察［J］.中西医结合护理，2017，3（2）：61-62.

艾盐包热熨治疗乳腺癌化疗所致的恶心呕吐。将艾叶200g与粗盐（直径为5mm）400g混合拌匀，置于40cm×40cm正方形帆布中央，制作成直径约10cm的圆盘状，另带高约5cm圆柱形手柄的艾盐包。使用时用微波炉加热至40～50℃，置于患者神阙穴（脐中部）上，确认温度使患者感到温热、皮肤泛红而无不适为宜，每次热熨时间为30分钟。每日1次。治疗35例，显效28例。朱敏淑，王伟文，陈玲阳.艾盐包热熨治疗乳腺癌化疗所致恶心呕吐疗效观察［J］.全科医学临床与教育，2018，16（2）：214-216.

中药药饼神阙穴隔姜灸联合耳穴压豆防治化疗性胃肠道反应。将生黄芪30g，全蝎3g，蟾皮3g，桂枝10g，厚朴10g，丁香10g，木香6g，穿山甲6g，研末。于化疗前1日，取5g药末，用醋调成膏状，敷于神阙穴，上置刺有小孔的生姜片，再将适量艾绒置于姜片上施灸，每次灸30分钟。灸后用王不留行籽贴压耳穴神门、胃、交感、皮质下、脾、肝及敏感或痛点处，嘱患者自行按压，每次每穴3～5分钟，每日5～6次，两耳交替按压，取得较好疗效。孙芳.中药药饼神阙穴隔姜灸联合耳穴压豆防治化疗性胃肠道反应临床观察［J］.亚太传统医药，2015，11（19）：123-124.

中药包外敷脐治疗恶性肿瘤化疗不良反应。将吴茱萸250g，粗盐100g混合，将其略炒黄之后装在布袋内，使用时加热至35℃，外敷患者神阙穴，更换药包，每次4～6小时，取得较好疗效。张海燕，宁凤凤，赵壮.吴茱萸药包外敷神阙穴在恶性肿瘤化疗患者中的应用［J］.齐鲁护理杂志，2018，（7）：23-25.

（三）化疗腹胀

神阙穴贴敷结合艾灸治疗化疗期间腹胀。于化疗期间同时将中药（木香、丁香、肉豆蔻、三棱、白豆蔻、人参、砂仁、青皮按等比例加工成粉末状，用温水调和成膏状）贴敷于神阙穴，每日更换1次，更换期间对神阙穴进行隔姜艾灸，每次15～20分钟，每日1次，直至患者腹胀减轻。治疗48例，治愈19例，有效15例，显效11例。王宗超，田林涛，刘晶晶，等.神阙穴贴敷结合艾灸治疗化疗期间腹胀的临床观察［J］.中西医结合研究，2014，6（1）：32-33.

（四）化疗腹泻

艾灸防治化疗相关性腹泻。于化疗前1日用艾条温和灸关元、神阙、双侧足三里，灸20～30分钟，至皮肤潮红为度，直至化疗结束后第7日，取得较好疗效。李倩，蔡小丽.艾灸防治化疗相关性腹泻的临床观察［J］.辽宁中医杂志，2014，41（2）：331-332.

艾盐包热熨神阙穴预防伊立替康化疗所致迟发性腹泻。将艾绒80g与粗盐（直径5mm）240g混合拌匀，放在25cm×25cm的帆布中间，四角拎起做成直径8cm、高8cm左右的圆柱状，用粗棉线把四角扎好做成手柄，做成艾盐包。在艾盐包的底部喷少量水使帆布潮湿，放置于微波炉内，调中火加热 3 分钟取出，温度为 40～50℃，患者平卧，把艾盐包放在神阙穴上，稍施压，热熨 20～30 分钟，热度以患者自觉温热、皮肤红晕但不烫伤为宜，每日 1 次，连续 5 日，取得较好疗效。赖祥红．艾盐包热熨神阙穴预防伊立替康化疗所致迟发性腹泻临床观察 [J]．浙江中西医结合杂志，2019，29（6）：506-508．

（五）化疗便秘

大黄敷神阙穴防治肺癌化疗后便秘。取大黄饮片 200g，浓煎至 50mL后，用凡士林将煎制的药物进行调和、收膏，取 2g 大黄膏，将膏状药物包裹在医用纱布中，敷贴在脐部，做好固定。然后为患者按揉神阙穴，每分钟控制在 100～120 次，持续 3 分钟。大黄膏贴敷时间为化疗第 1 日开始，每日 1 贴，连续 1 周，取得较好临床疗效。祁霄．大黄敷神阙穴防治肺癌化疗后便秘的临床观察．临床医药文献电子杂志，2019，6（76）：152-159．

（六）化疗自汗盗汗

中药外敷神阙穴治疗肿瘤放疗期间自汗、盗汗。将沙参、黄芪、麦冬、五味子、生地黄、白芍、川桂枝等比例混合并打粉，用时取 10g 药粉，用醋调和后置于神阙穴，外覆一次性胶贴固定。每日换药 1 次，连续治疗 5 日后，78 例患者，治愈 71 例，好转 3 例。鲍婷婷，徐德静，邢桂红．中药外敷神阙穴治疗肿瘤放疗期间自汗盗汗的效果 [J]．护理实践与研究，2014，11（1）：147-148．

外敷扶正敛汗液降低肿瘤放疗患者自汗盗汗。将沙参 10g，黄芪 30g，麦冬 12g，五味子 5g，生地黄 12g，白芍 12g，川桂枝 5g 煮水取汁 100mL，备用。取 3mL 药液充分浸湿棉球，药液温度 40℃左右，将棉球置于患者脐部，外覆一次性胶贴敷贴固定。每日换药 2 次，治疗 7 日，取得良好疗效。傅芳芳，鲍婷婷，徐德静．外敷扶正敛汗液降低肿瘤放疗患者自汗盗汗的效果研究 [J]．护理实践与研究，2016，13（19）：111-112．

第十二章
术后诸症

一、呕吐

小半夏汤加味贴剂"一贴轻"治疗腹腔镜胆囊切除术后恶心呕吐。于术前 1 日晚上 8 点于神阙穴贴敷一贴轻（由党参 18g，半夏 9g，生姜 9g，黄芩 6g，甘草 3g，研末，生姜汁调和成），术前取下，取得较好疗效。刘奇，李世蒙，张玉勤，等．小半夏汤加味贴剂"一贴轻"对腹腔镜胆囊切除术后恶心呕吐及血浆 5-HT 的影响［J］．现代中西医结合杂志，2019，28（22）：2404-2407．

二、胃肠功能紊乱

电针配合脐灸治疗妇科腹部术后胃肠功能紊乱。针刺足三里、天枢、中脘、上巨虚、下巨虚、梁门、气冲、内庭、膻中、膈俞穴，得气后接电针治疗仪（腹背部穴位除外），采用连续波，强度以患者耐受为度，留针 30 分钟，每日 1 次。神阙穴隔姜灸 5 壮，每日 2 次，3 日为 1 个疗程。治疗 37 例，痊愈 15 例，显效 17 例，好转 4 例。习永霞，王莹．电针配合脐灸治疗妇科腹部术后胃肠功能紊乱疗效观察［J］．上海针灸杂志，2015，34（11）：

1076–1079.

参黄膏敷神阙穴治疗术后胃肠功能不全。生晒参300g，生大黄300g，枳实200g，厚朴200g，吴茱萸100g，丁香100g，诸药研末，用凡士林调和成膏剂，于术后贴敷神阙穴，外用胶布固定，每日1次，共治疗5日。治疗106例，痊愈21例，显效39例，有效41例。魏星，裘华森，张琪.参黄膏敷神阙穴治疗术后气滞血瘀型胃肠功能不全的临床观察［J］.中国中西医结合杂志，2014，34（6）：661–665.

吴茱萸、小茴香热熨神阙穴促进剖宫产术后胃肠功能的恢复。于术后2小时采用吴茱萸加小茴香热熨，吴茱萸200g，小茴香100g，混匀，装入自制药熨袋内，放入微波炉中加热2～3分钟，使药效发挥，待温度适宜后敷在产妇脐部神阙穴，每日2次，每次30分钟，共热熨3日，取得较好的临床效果。张贵清，汤晓莉，刘俊俐，等.热熨疗法对剖宫产术后胃肠功能恢复的影响［J］.长春中医药大学学报，2015，31（6）：1257–1259.

温灸神阙穴促进腹部手术后胃肠功能恢复。术后6小时，温和灸神阙穴15～20分钟，每日1次，可有效促进患者胃肠功能恢复。刘小胜.温灸神阙穴促进腹部手术后胃肠功能恢复临床疗效观察［J］.实用中西医结合临床，2015，15（12）：60–61.

艾灸神阙联合中药贴敷治疗剖宫产术后胃肠功能恢复。温灸盒灸神阙穴15分钟，用大黄粉加酒调合成直径1cm左右的药丸贴于双侧足三里穴，贴敷时间为4小时。治疗33例，有效16例，显效13例。胡赛玲.艾灸联合中药贴敷促进剖宫产术后胃肠功能恢复33例［J］.浙江中医杂志，2018，53（2）：141.

中药热熨神阙穴联合耳穴埋豆治疗腹腔镜胆囊切除术后肠功能恢复。吴茱萸100g，木香30g，王不留行30g，莱菔子30g，研末，加入粗盐50g，装入布包内，置于微波炉中温加热2分钟，将加热后的药包放于患者腹部神阙穴（脐部），由神阙穴开始顺时针方向向外旋转，热敷腹部，力量要均匀，动作轻柔，注意保暖。每次20分钟，每日2次，药包温度过低时要及时更换。王不留行籽贴压耳穴（单侧）大肠、小肠、胃、脾、交感、神门，嘱患者自行按压至局部发热、发胀，每次 3～5 分钟，每日 3 次，3 日更换，双耳交替。手术后 4 小时即开始首次治疗，3 日为 1 个疗程。治疗 40 例，有效 17 例，显效 15 例。李晓辉，高允海.中药热熨神阙穴联合耳穴埋豆治疗腹腔镜胆囊切除术后肠功能恢复临床疗效研究［J］.辽宁中医药大学学报，2018，20（5）：132-134.

六磨脐贴促进腹部术后胃肠功能恢复。木香 10g，枳壳 10g，乌药 10g，槟榔 10g，沉香 5g，大黄 6g，研粉，取适量温水及少许蜜糖调成糊状，于手术结束后立即外敷脐部神阙穴，覆盖范围 5cm×5cm、厚 0.5cm，12 小时后如未排气，需重新更换，直至肛门排气为止，取得明显临床效果。李亚峰，王志刚，买建修.六磨脐贴促进腹部术后胃肠功能恢复的临床研究［J］.山西中医学院学报，2019，20（4）：282-283.

芒硝外敷神阙穴促进腹腔镜阑尾切除术后胃肠功能恢复。常规护理基础上，予芒硝外敷神阙穴。芒硝 500g 装入棉布袋中，平铺于患者神阙穴，芒硝结块或棉布袋潮湿后更换药物，每日 2 次，每次 6 小时，连续治疗 3 日，有效促进术后患者胃肠功能恢复，取得较好临床疗效。柴政，田泽阳，张立，等.芒硝外敷神阙穴促进腹腔镜阑尾切除术后胃肠功能恢复临床观察［J］.实用中医内科杂志，2020，34（9）：26-29.

吴茱萸穴位贴敷改善输尿管镜碎石取石术后患者胃肠功能。将 20g 吴茱萸研成粉末，用 20mL 蜂蜜调匀，肾结石术后 6 小时，贴敷于神阙、中脘、足三里和内关穴，每 8 小时更换 1 次，直至肛门排气，取得较好疗效。徐振海，董伟，汪玉皎，等.吴茱萸穴位贴敷对输尿管镜碎石取石术后患者胃肠功能的护理效果［J］.湖南中医杂志，2019，35（12）：78-79.

吴茱萸加粗盐热熨神阙穴改善阑尾切除术后患者胃肠功能。术后 6 小时，取吴茱萸 250g 加粗盐 250g 装入布袋，加热至 50～60℃，外敷神阙穴，外敷过程中可适当移动药物，但不超过穴位范围，每日 2 次，每次 30 分钟，取得良好疗效。洪永智，邓碧珠，熊翔，等.吴茱萸加粗盐热熨神阙穴对阑尾切除术后患者胃肠功能影响临床研究［J］.中医药临床杂志，2017，29（7）：1086-1088.

三、腹胀

通气汤联合艾灸防治妇产科术后腹胀。术后 6 小时开始给予艾灸神阙、天枢、中脘、足三里、太乙穴治疗，每日 2 次。同时给予通气汤，黄芪 15g，党参 15g，生白术 20g，木香 12g，厚朴 10g，莱菔子 20g，全瓜蒌 10g，当归 15g，炙甘草 6g。剖宫产患者，加穿山甲、王不留行籽。每日 1 剂，分早晚 2 次口服，连服 3 日，取得显著临床疗效。李兴华，付海波.通气汤联合艾灸防治妇产科术后腹胀 40 例［J］.中医研究，2014，27（8）：63-65.

艾灸治疗妇科腹腔镜术后腹胀。艾灸用艾条对准中脘穴、天枢穴、中极穴、神阙穴、气海穴、双足三里穴，悬空熏灸，以患者感到局部温热而不灼痛、局部皮肤呈红晕为合适，每次 20 分钟，每日 2 次。治疗 30 例，显效 9 例，有效 18 例。王建荣.艾灸治疗妇科腹腔镜术后腹胀的疗效观察［J］.新疆中医药，2017，35（5）：39-40.

芒硝外敷神阙穴缓解经皮肾镜取石术后腹胀。取芒硝粉 50g 装入 7cm×7cm 大小的纱布袋中，封闭后敷于神阙穴及其周围皮肤，然后用纸胶妥善固定。芒硝袋每 12 小时更换 1 次，连续 3 日。治疗 50 例，显效 38 例，有效 9 例。江榕，叶汝超，王淑清.芒硝外敷神阙穴缓解经皮肾镜取石术后腹胀疗效观察［J］.亚太传统医药，2017，13（13）：109.

自拟运气汤口服配合神阙穴艾灸促进妇科经腹术后排气。口服中药大黄 6g，枳实 10g，厚朴 12g，桃仁 12g，赤芍 10g，莱菔子（包）10g，黄芪 20g，党参 10g，当归 10g，陈皮 15g。每日 1 剂，早晚 2 次，术后 12 小时开始口服，连服 2 日。配合艾条温和灸神阙穴 15 分钟，每日 2 次，间隔 6 小时以上，以患者局部发热为度。治疗 50 例，显效 47 例，有效 2 例。杨秀梅.自拟运气汤口服配合神阙穴艾灸促进妇科经腹术后排气 100 例观察［J］.中医临床研究，2018，10（1）：76-77.

四、肠粘连

神阙灸预防化脓性阑尾炎术后肠粘连。从术后第 1 日开始予神阙灸，将鲜姜切成直径 2cm、厚 0.3cm 的姜片，并在姜片上刺出 5 ～ 10 个小孔，置于患者脐部，再将底盘直径约 1.2cm、高约 1.5cm 的艾炷置姜片上，用线香点燃，当患者感到烫时将艾炷移去，换炷再灸，每次共灸 7 壮，每日 1 次，共灸 7 日，取得较好临床效果。郑有鑫，郑有福，苏伟，等.神阙灸预防化脓性阑尾炎术后肠粘连临床观察［J］.中国中医药信息杂志，2013，20（2）：83-84.

自拟通肠方穴位敷贴治疗卵巢癌术后粘连性肠梗阻。生大黄 50g，木香 30g，厚朴 30g，枳实 30g，小茴香 30g，大腹皮 30g，共研末，用蜂蜜调成糊状，每次 6g，敷于神阙、足三里、中脘、天枢穴处，外用宽胶布固定，热水袋外敷，每次约 30 分钟，每日 3 次，每 2 日换 1 次药。同时口服吗丁啉每次 1 片，每日 3 次；0.9% 氯化钠注射液 200mL 灌肠，每日 1 次。治疗 52 例，治愈 30 例，好转 11 例。徐如意，夏玉坤.自拟通肠方穴位敷贴治疗卵巢癌术后粘连性肠梗阻临床观察［J］.中西医结合研究，2016，8（1）：26-27.

中药湿热敷联合神阙穴位温灸应用于恶性肿瘤术后粘连性肠梗阻患者。嘱患者取仰卧位屈膝，用薄荷油 10 滴加入 1000mL 的 45 ～ 60℃水中，浸入干毛巾 4 块，湿透后捞出沥干至不滴水后叠成 6 ～ 8 层，置于患者脐部以下耻骨以上的小腹部范围，两侧齐腹部边缘，覆盖任脉之阴交、气海、石门、关元穴，以保鲜薄膜缠绕至腰部后反转 4 层，其上加盖厚毛巾或短盖被以保持温度，热敷时间半小时，每日 3 次。选择巳时与子时，施神阙穴隔姜并艾灸。将洗净的新鲜生姜切成厚度为 0.3cm 的姜片，将姜片戳数孔后置于肚脐神阙穴，点燃艾条行神阙穴温灸法，至患者小腹有温热感为宜，灸毕可用正红花油涂于施灸部位。治疗 22 例，完全缓解 11 例，显效 5 例，有效 5 例。相文芝，李颖.中药湿热敷联合神阙穴位温灸在恶性肿瘤术后粘连性肠梗阻患者中的应用效果［J］.中西医结合护理，2017，3（4）：60-62.

五、肛门坠胀

补中汤配合灸神阙穴治疗痔术后肛门坠胀。术后 5 日开始，对有肛门坠胀患者口服加味补中益气汤。党参 10g，黄芪 30g，白术 10g，当归 15g，陈皮 20g，升麻 10g，柴胡 15g，甘草 10g，水煎内服，每日 2 次，每日 1 剂。取清艾条 5cm，点燃后放入艾灸盒，将盒置于神阙穴，距离以局部有温热感、患者能耐受而无灼痛为宜，每次 20 分钟，每日 2 次，7 日 1 个疗程。治疗期间忌辛辣燥热食品，多食蔬菜水果，水果以香蕉为主，保持大便正常，适当活动，促进肠蠕动，避免剧烈运动。治疗 2 个疗程，130 例患者，痊愈 122 例，好转 6 例。沈国梁.补中汤配合灸神阙穴治疗痔术后肛门坠胀 130 例［J］.云南中医中药杂志，2016，37（5）：87.

六、尿潴留

车前子贴敷神阙穴治疗术后尿潴留。将生车前子捣烂研细，加精盐少许，用凡士林调为膏状。敷于神阙穴，然后覆盖纱布，外用胶布固定。贴敷 30 ~ 60 分钟，每日 1 次。治疗 27 例，痊愈 21 例，显效 4 例。姚光潮.车前子贴敷神阙治疗术后尿潴留［J］.中医杂志，1998，39（11）：646.

艾箱灸神阙穴治疗肛肠病术后尿潴留。截取 3cm 长艾条两段，点燃后放入方形木制艾灸盒内。患者平躺，清理脐窝，覆盖棉布，将艾灸盒中心置于神阙穴之上，距离皮肤 2 ~ 3cm，橡皮腹带固定，进行温熏，使患者局部产生温热感但不灼热。治疗过程约 20 分钟，以患者脐部皮肤微红、温热为宜。若施治 0.5 小时后无效者再予以第 2 次治疗，施治 1 小时后小便仍不能自解者，行导尿术。治疗 55 例，显效 14 例，有效 34 例。赵虞文，何群峰，谢新华.艾箱灸神阙穴治疗肛肠病术后尿潴留 55 例疗效观察［J］.浙江中医杂志，2017，52（5）：359.

神阙穴贴敷联合艾灸预防前列腺增生术后尿潴留。给予常规护理，将毛巾浸在 40 ~ 50℃温水中捞出拧净，在患者腹部进行按摩，刺激膀胱收缩，每次 15 ~ 30 分钟，每日 3 次。将葱白捣烂后与汁液一起贴敷于神阙穴，并用敷料固定，每日更换 1 次。回旋灸神阙、关元、阴陵泉、三阴交穴，每穴施灸 10 ～ 15 分钟，以局部潮红为度。治疗 30 例，术后 6 小时内自主排尿 17 例，术后 8 小时内自主排尿 11 例。刘亚丽，张利军.穴位贴敷联合艾灸预防前列腺增生术后尿潴留的效果［J］.山西中医，2019，35（7）：61-62.

神阙穴中药贴敷预防术后膀胱痉挛。将沉香、肉桂、厚朴、乌药按1∶1∶1∶1.5 比例碾粉，密封罐保存备用。患者前列腺增生电切术术后回病房，即取中药粉剂约 5g，用石蜡油调成糊状，纱布包裹置于敷贴上，先用大拇指指腹按摩神阙穴 5 分钟，至局部皮肤发红，再将中药贴上，每 12 小时更换 1 次，共 4 次，取得较好临床疗效。黄文红，孙洁.神阙穴中药贴敷预防前列腺增生电切术后膀胱痉挛的疗效观察［J］.浙江中医药大学学报，2013，37（5）：636-637.

七、疼痛

芒硝外敷神阙穴治疗妇科腹腔镜术后疼痛。取 10cm×10cm 棉布袋，将芒硝 150g 均匀放于袋中，厚约 2cm，外敷于神阙穴，用胶布固定，防止滑脱。术后 1 小时开始使用，每日更换 1 ～ 2 次，不慎滑脱及时更换，连用 3 日，取得较好临床疗效。江雯波.芒硝外敷神阙穴治疗妇科腹腔镜术后患者非切口疼痛 66 例临床观察.江苏中医药，2014，46（11）：54-55.

盆痛消合暖宫贴外敷治疗人工流产术后疼痛。将艾叶 60g，三七 30g，当归 30g，小茴香 30g，白芥子 10g，研末备用。患者行人工流产术后即取药末 10g 以温水调成糊状，贴敷于神阙穴，隔以 2 层纱布，外加暖宫贴贴敷，取得较好临床疗效。潘惠兰.盆痛消合暖宫贴外敷治疗人工流产术后疼痛 80 例临床观察［J］.中医药导报，2014，20（9）：86-88.

八、高热

穴位贴敷在甲状腺功能亢进术后镇静中的应用。取适量吴茱萸粉，用蜂蜜调成糊状，涂在神阙穴、双侧安眠穴上，涂敷直径 2cm、厚度 4mm，外敷医用纱布，胶布固定，每日更换1次，连续贴敷7日，取得良好疗效。黄丽娜，符梅华，蔡超英，等.穴位贴敷在甲状腺功能亢进术后镇静中的应用［J］.中西医结合护理，2017，3（3）：60-61.

九、汗证

五倍子粉外敷神阙穴治疗术后汗证。在予常规抗炎、止血、补液治疗基础上，嘱患者先将脐部用温水擦净，然后将3g五倍子粉与1mL白醋搅拌均匀成质地黏稠如面团，用1小块纱布包裹，敷于神阙穴并固定。贴敷12小时，每日1次。用药后密切观察局部皮肤有无水疱等过敏情况。治疗5日后，50例患者，治愈32例，好转15例。罗利娟.五倍子粉外敷神阙穴治疗术后汗证50例［J］.山东中医杂志，2012，31（3）：166-167.

十、术后康复

川芎独活木瓜散贴敷神阙穴促进下肢骨折患者术后康复。常规康复训练基础上，配合贴敷神阙穴。川芎15g，独活15g，木瓜15g，研末。分别取50mL水与蜜糖5g，加热后与药粉混合，调制为糊状，将其平铺于敷药纸上，贴敷于神阙穴。每日1次，每次4～6小时，7日为1个疗程，取得较好的临床效果。严素敏，关露娟，吕燕碧，等.川芎独活木瓜散贴敷神阙穴在下肢骨折患者术后康复中的应用［J］.护理实践与研究，17（12）：77-79.

第十三章
其他病证

一、慢性疲劳综合征

艾灸神阙穴治疗慢性疲劳综合征。患者仰卧位，暴露腹部皮肤，将清艾条一端点燃对准神阙穴，距皮肤 2～3cm 处进行温和灸，以患者局部有温热感但无灼痛为宜，至皮肤红晕为度。每日 1 次，8 次为 1 个疗程，两疗程间休息 3 日，连续治疗 3 个疗程。治疗 30 例，痊愈 8 例，显效 13 例，好转 6 例。邹佑云.艾灸神阙穴治疗慢性疲劳综合征随机对照临床研究［J］.宜春学院学报，2011，33（8）：94-166.

腹针与神阙灸治疗慢性疲劳综合征。腹针取引气归原、大横（双侧）、滑肉门（双侧）、商曲（双侧）、外陵（双侧）、气旁（双侧）、上风湿外点（双侧），根据患者具体情况加减下风湿点和下风湿下点，留针 30 分钟，同时温灸盒灸神阙穴，将纯艾绒 5g 放入灸盒中，点燃至艾绒烧尽为止。隔日 1 次，10 次为 1 个疗程，治疗 2 个疗程后，疲劳症状得到明显改善。高建芸.腹针与神阙灸治疗慢性疲劳综合征临床研究［J］.山东中医杂志，2016，35（4）：325-327.

雷火灸神阙穴干预慢性疲劳综合征。患者取仰卧位，暴露神阙穴，扭开雷火灸盒中部，将备用大头针插入盒口小孔以固定雷火灸条，点燃一端

159

并对准神阙穴，距离皮肤 3～5cm 进行悬灸，灸 20 分钟，隔日 1 次，3 次为 1 个疗程，连续治疗 4 个疗程。36 例患者，痊愈 10 例，有效 15 例。

罗海丽，陈淑敏，罗丽霞，等.雷火灸神阙穴干预慢性疲劳综合征患者的对照研究［J］.护理学报，2018，25（12）：53-56.

电针疗法联合神阙药灸治疗气虚质慢性疲劳综合征，按黄芪 4 份、党参 4 份、白术 3 份、炙甘草 2 份、蔓荆子 2 份、川芎 2 份、白芍 2 份、当归 2 份、陈皮 1 份、升麻 1 份、柴胡 1 份比例粉碎过筛后，加姜汁调和成膏状，取 5g 药膏平铺于神阙穴上，应用艾条以雀啄灸法艾灸 15 分钟，每日 1 次。针刺迷走神经耳支，毫针由耳郭背侧根下部进针，进针后针体与外耳道平行刺入 15mm，接电针负极，百会接电针正极，选疏密波，每日 1 次，每次 30 分钟，左右耳交替进行。治疗 4 周，取得较好临床反应。

张敏，宋立媛，王博，等.电针疗法联合神阙药灸治疗气虚质慢性疲劳综合征临床研究［J］.针灸临床杂志，2019，35（8）：19-22.

针刺背俞穴联合艾灸神阙穴治疗脾肾两虚型慢性疲劳综合征。针刺肺俞、心俞、膈俞、肝俞、胆俞、脾俞、肾俞，均取双侧，捻转得气使针感向下传导，采用平补平泻法，每次留针 30 分钟；温和灸神阙穴 15～20 分钟，以局部皮肤发红为度。隔日治疗 1 次，每 5 次为 1 个疗程，连续治疗 6 个疗程后观察疗效。治疗 30 例，痊愈 7 例，显效 9 例，有效 12 例。

范湘旭，黄娜娜，陈亚军，等.针灸治疗脾肾两虚型慢性疲劳综合征的临床观察［J］.中医药导报，2020，26（12）：78-80，84.

艾灸神阙与印堂调治脑力疲劳型亚健康状态。艾灸印堂、神阙穴于每日 12～16 点施术。印堂穴施回旋灸的温和灸法，神阙穴采用灸盒灸的温和灸法，每次 35～45 分钟，每日 1 次，5 日为 1 个疗程，疗程与疗程之间休息 2 日，共调治 4 个疗程，取得较好临床效果。

雷龙鸣，李俊婵，韦小霞.艾灸神阙与印堂对 50 例脑力疲劳型亚健康状态的调治作用［J］.中国民族民间医药，2017，26（23）：98-99.

脐灸结合有氧运动治疗疲劳性亚健康。依照不同患者的习惯和客观环境来选择恰当的有氧运动，每周至少 3 次，每次 30～60 分钟。取党参 30g，黄芪 30g，白术 30g，炙甘草 10g，当归 30g，升麻 10g，柴胡 10g，陈皮 10g，冰片 3g，研末备用。取适量的食用面粉，以水调和，做成圆圈状面团（直径约 8cm，高约 2cm），面圈的中间孔直径约 2.0cm，比受试者肚脐大约 0.5cm。把艾绒捏成适当大小的三棱柱形艾炷，直径约 2cm，高约 2cm，以燃烧 10～15 分钟为宜。取药末 8～10g，填满脐孔，把艾炷放在药末上，连续施灸 6～9 壮，时间约 1.5 小时，以脐周局部皮肤红润为度。每周 2 次，连续 4 周，可以明显改善患者的疲劳症状及亚健康状况，取得较好临床疗效。马红，刘潇涵，姜影，等．脐灸结合有氧运动治疗疲劳性亚健康 30 例疗效观察．辽宁中医杂志，2020，47（1）：163-165.

二、运动性疲劳

穴位艾灸缓解运动性疲劳。每日训练后，温灸盒灸神阙、足三里、涌泉，每穴 10 分钟，以受试者能够耐受为度，灸至局部皮肤潮红，双侧穴隔次交替施灸，有效缓解运动性疲劳的产生，促进机体恢复。王彬，邹秋英．穴位艾灸对运动员赛前强化训练运动性疲劳的影响研究［J］．湖南人文科技学院学报，2014，（6）：143-148.

三、肥胖

灸罐法调理产后体虚肥胖。温和灸神阙、关元、足三里，每次 15～30 分钟连续治疗 2 日；第 3 日进行拔罐治疗，拔罐带脉、风市及脂肪肥厚处阿是穴，留罐 15 分钟。艾灸和拔罐交替进行，连续治疗 6 日为 1 个疗程，休息 2 日继续治疗。治疗 1 个疗程后，患者自觉身体较前轻松，体重减轻了 1.5kg，身体酸胀明显减轻，睡眠好转，食欲增强。连续治疗 8 个疗程后，患者体重减轻 5kg，精力充沛明显，身体酸重减少，纳香，大便爽快。成晓燕．灸罐法调理产后体虚肥胖［J］．中医临床研究，2019，11（33）：41-42.

神阙八阵穴闪罐治疗肥胖症。采用中号火罐，以闪火法刺激腹部，主要刺激以神阙穴为中宫，以神阙穴至关元穴为半径的圆周上的穴位。重点是圆周上的 8 个腧穴，即关元穴为下（地坤），以关元穴相对应的腹中线圆周上的穴位为上（天乾），以八等份圆周而形成的 8 个特殊部位，沿顺时针方向，每穴多次，反复闪罐，直到腹部刺激部位潮红出汗为度。每日治疗 1 次，每次 20～30 分钟。1 周治疗 5 次，20 次为 1 个疗程。治疗 2 个疗程后，42 例患者，临床治愈 9 例，显效 25 例，有效 8 例。何玲娜，田丰伟，李宁.神阙八阵穴闪罐治疗肥胖症临床疗效观察［J］.中国针灸，2004，24（6）：395-397.

　　神阙八阵穴隔姜灸结合穴位埋线治疗单纯性肥胖。选用鲜生姜，切成直径 2～3cm 的姜片，厚度约 0.5cm，中间用针打 10 个孔，艾炷重约 2g，先灸地坤（关元穴），然后以顺时针方向依次施灸"神阙八阵穴"。每次燃至 2/3 时移炷再灸，每穴灸 5 壮，隔日 1 次。穴位埋线"神阙八阵穴"，脾虚湿滞者，加脾俞、阴陵泉穴；胃火过旺者，加梁丘、曲池穴；肝郁气阻者，加太冲、肝俞穴；脾肾俱虚者，加关元、命门穴。10 日治疗 1 次，3 次为 1 个疗程。1 个疗程后进行疗效观察，治疗 38 例，痊愈 3 例，显效 10 例，有效 23 例。李虹霖，孙琦月，高伟，等."神阙八阵穴"隔姜灸结合穴位埋线治疗单纯性肥胖的随机对照研究［J］.中医药导报，2019，25（14）：86-91.

四、衰老

　　灸神阙穴降脂、抗衰老。温灸盒灸神阙穴，每次 30～40 分钟，每日 1 次，连续 2 个月。可以明显改善精力不足、疲乏、出汗、心烦、血压不稳、眠差、二便不调等症状，发挥降脂及抗衰老作用。王凤玲，王晓红，王巧妹，等.灸神阙穴降脂抗衰老作用的研究［J］.中国针灸，1996，（9）：29-30.

下篇
四季灸疗养生

第十四章
春季养生

春三月，此谓发陈。天地俱生，万物以荣，夜卧早起，广步于庭，被发缓形，以使志生，生而勿杀，予而勿夺，赏而勿罚，此春气之应，养生之道也。逆之则伤肝，夏为寒变，奉长者少。(《素问·四气调神大论》)

春季养生的重点是养"生"气，春季是推陈出新的季节，天地富有生气，万物欣欣向荣。在冬季养精蓄锐之后，大自然会形成生机盎然的态势。所以人们应该入夜即卧，早起披散头发，解开衣带，缓缓在庭院中漫步，保持心情愉悦、舒畅条达。同时应多关爱生命，尽量减少杀伐，在这个阶段尽量减少肉类食物的摄入量，多食用一些容易消化的食物，如豆芽、春笋等。

春季五行属木，与五脏中肝脏相应。肝脏的特点是喜条达恶抑郁，肝气郁结则易化火。所以春季较容易出现心情不畅，郁郁寡欢，或者烦躁易怒，此时可适当在辨证的基础上加疏肝理气的药物，如逍遥散、柴胡舒肝丸之类的中成药。春季如果不注意保养生发之气，则容易损伤肝脏，提供给夏长之气不足，到夏天就会容易发生寒性病变。

165

一、立春

每年的 2 月 3 日或 4 日为立春。立春意味着，闭藏的冬天已经结束，温暖而充满生机的春季开始了，阳气生发，万物始生。肝主春，所以春季养生主要是升阳护肝，调节心情舒畅，使春阳之气得以宣达，代谢机能得以正常运行。立春后其气候特征是以风气为主令，所以，立春节气特别注意防治感冒、流行性的传染病、风湿病和心脏血管疾病等。施灸可升阳护肝，防治感冒、流行性传染病、风湿病和心脏血管疾病等。

此时灸疗可选肺俞、肝俞、气海、足三里等穴。

二、雨水

每年的 2 月 18 日或 19 日为雨水。雨水之时，木旺而土气尚弱，木旺乘土，即肝木过旺克伐脾土。由于肝木疏泄太过，则脾胃因之而气虚，若肝气郁结太甚，则脾胃因之而气滞，两者皆会出现肝木克脾土的情况。脾胃是人体的后天之本，是人体的气血生化之源，脾胃的强弱是决定人体身体健康与否的重要因素。

此时要特别注意调理脾胃，灸疗可选肺俞、肝俞、气海、足三里、脾俞、中脘等穴。

三、惊蛰

每年的 3 月 5 日或 6 日惊蛰。此时天气转暖，渐有春雷，冬眠的动物开始苏醒。春天，人们常感到困乏无力，昏沉欲睡，早晨醒来也较迟，民间称之为"春困"，这是人体生理功能随季节变化而出现的一种正常的生理现象。初春阳气渐生，气候日趋暖和，但北方阴寒未尽，冷空气较强，气候变化大。所以，为了抵御渐退的寒气，人们又提出"春捂"。

此时要扶助正气，是激发机体潜在的顺应及应变能力的最好时期，灸疗可选肺俞、肝俞、气海、足三里、脾俞、外关等穴。

四、春分

每年的 3 月 20 日或 21 日为春分。春分节气平分了昼夜、寒暑，人们在保健养生时应注意保持阴阳平衡状态。春分前后，天气虽已转暖，还有可能出现连续阴雨和"倒春寒"，气候变化幅度大，年老或体弱的人往往会在这个时候发病，一些患者病情反复和加重，出现心脑血管、胃肠道问题，以及失眠、焦虑、抑郁等情志疾病。这个时期容易发生感冒、腹痛腹泻及过敏性疾病。

此时补益和升发都不宜太过，灸疗时间要适当缩短，一般10分钟左右，可选肺俞、肝俞、关元、足三里、脾俞、外关等穴。

五、清明

每年的4月4日或5日为清明节。清明时节正是冷暖空气冲突激烈的时候，"乍暖还寒晴复雨"，万物抽芽，百花吐蕊，此时多发过敏性疾病、关节炎、哮喘、精神障碍，因此，养生的基本原则是预防过敏性疾病的发作。

此时大自然生机勃发，人体也一样，激素分泌旺盛，灸疗宜阴阳平调，可选肺俞、关元、足三里、脾俞、外关、大椎等穴。

六、谷雨

每年的4月20日或21日为谷雨，谷雨节气的到来意味着寒潮天气基本结束。气温回升加快，大大有利于谷类农作物的生长，气候复杂，此时虽以晴暖为主，但早晚仍有时冷时热之时。人容易得风热感冒，伴随降雨较多，风寒湿相兼常有痹证，春季肝失疏泄也容易导致春季抑郁症的发病。

此时仍宜补益阳气，灸疗要控制时间，同时不能使灸火过旺，伤及阴液。可选肺俞、关元、足三里、脾俞、外关、大椎、阴陵泉等穴。

第十五章
夏季养生

夏三月，此为蕃秀。天地气交，万物华实，夜卧早起，无厌于日，使志无怒，使华英成秀，使气得泄，若所爱在外，此夏气之应，养长之道也。逆之则伤心，秋为痎疟，奉收者少，冬至重病。(《素问·四气调神大论》)

在夏季的时间段，天气下降，地气上腾，呈现出"天地气交"的相关态势，自然界万物繁茂秀美，长势旺盛。夏季养生的重点是养"长"之气。此时人们应该晚睡早起，不要厌恶长日。切勿发怒，保持情绪愉快，使气机宣畅，对外界事物有浓烈的兴趣。夏季人体的阳气均向着体表四肢行走，在此情况下，腹部偏凉，因此，在夏季阶段需要预防腹部受到凉气的影响，可多食用生姜等具有暖胃功能的食品，谨慎食用寒性食物。夏季五行属火，与五脏中的心脏相应。夏季如果不注意保护长养之气，就会损伤心脏，提供给秋收之气的条件不足，到秋天容易发生疟疾，冬天也容易再生病。

一、立夏

每年的 5 月 5 日或 6 日为立夏。进入立夏时节，万物已进入生长旺季，炎暑将临，雷雨增多。立夏是夏天的开始，此后天气渐热，由于出汗多容易导致气血两伤，心失所养。"汗为心之液。"汗血同源，汗多易伤心阴，耗心阳，还会影响脾胃消化功能。一些夏季疾病会随之而来，例如头痛、烦躁、失眠、免疫功能低下等都跟心有关。"春夏养阳。"夏季心旺肾衰，养阳重在养心肾阳气。心在五行属火，为阳中之阳。夏季则人体阳气隆盛，生机最旺。心脏疾患，特别是心阳虚衰的患者，其病情往往在夏季缓解，其自觉症状也有所减轻。阳虚性心脏病在"水旺"的冬季易于发作，而且不易治疗。待到夏季心火之用事，内外阳气隆盛之时给以适当调理，可收到事半功倍之效。立夏艾灸可温补元阳、调养脾胃之气。立夏之后，要谨防外感病，慎食冰冷。

此时灸疗要防止汗出过多，伤及卫阳。可选神阙、心俞、肾俞、关元、足三里、命门等穴。

二、小满

每年的 5 月 21 日或 22 日为小满，小满过后，雨水多起来，天气闷热潮湿。"湿邪中阻"，脾胃消化功能会较差，一些夏季疾病会随之而来，如食欲不振、腹胀、腹泻等消化功能减退的症状，还常伴有精神萎靡、嗜睡、身体乏力等。因而，小满养生也应注意健脾化湿。

此时灸疗宜适当增加时间，使寒湿之气从汗而解。培壮元阳以扶助正气，提高机体整体调节能力，宜温补元阳、调养脾胃之气，可选神阙、心俞、肾俞、关元、足三里等穴。

三、芒种

每年的 6 月 5 日或 6 日为芒种。芒种时节，气温升高，部分地区开始出现梅雨天气。湿邪过胜最易困脾。李东垣提出"内伤脾胃，百病由生"的观点，脾胃健旺不易生病。芒种之后的这段时间，是灸治消化性疾病的最佳时机，养生重生津止渴、养心安神、补益脾胃、生津除烦，灸疗既要预防湿热对身体的影响，又需灸治消化性疾病，化湿健脾。

此时灸疗可选神阙、脾俞、中脘、关元、足三里等穴。

四、夏至

每年的 6 月 21 日或 22 日为夏至。夏至时，太阳直射点在北回归线上，是北半球一年中白昼最长的一日。夏至时节，气温虽然没有到达最高点，但是闷热的气候还是容易使人出现中暑的现象。夏季万物生长繁茂，阳气盛且在表，夏季养生宜以养阳为主，顺应夏季阳消阴长的规律。此时毛孔开泄，运用艾灸方法可使腠理宣通，驱使体内风、寒、湿邪外出，是内病外治、治病求本的方法。夏月心旺肾衰，即外热内寒之意，伏阴在内，饮食不可过寒，贪多定会寒伤脾胃，令人吐泻。

此时灸疗时间宜短，若汗泄太过，令人头昏胸闷、心悸口渴，可选神阙、脾俞、中脘、关元、足三里等穴。

五、小暑

每年 7 月 7 日或 8 日为小暑。到了小暑节气，天气开始逐渐变热，但还没到最热之时。大部分地方雷暴天气增多，常与短时大风、暴雨相伴出现。夏天若过食寒凉，伤了脾脏的阳气，就容易致使寒邪侵入体内深处种下病根，导致一些难治重病。夏季炎热，温度过高，使人体大量排汗，耗伤津液。由于闷热，人体容易消耗元气，气阴虚者更易被夏季困乏所侵袭。

此时灸疗需扶阳补肾气，同时兼顾健运脾胃，可选神阙、脾俞、中脘、关元、足三里等穴。

六、大暑

每年 7 月 23 日或 24 日为大暑。大暑是全年温度最高、阳气最盛的时节，人体腠理疏松，气血畅通，新陈代谢旺盛，对于那些每逢冬季发作的慢性疾病，如慢性支气管炎、肺气肿、支气管哮喘、风湿痹证等阳虚证，大暑时节是最佳的灸疗时机。预防呼吸系统疾病，宜穴位贴敷，冬病夏治。

此时灸疗可选神阙、大椎、肺俞、膻中、膏肓、足三里等穴。

第十六章
秋季养生

秋三月，此谓容平。天气以急，地气以明，早卧早起，与鸡俱兴，使志安宁，以缓秋刑，收敛神气，使秋气平，无外其志，使肺气清，此秋气之应，养收之道也。逆之则伤肺，冬为飧泄，奉藏者少。(《素问·四气调神大论》)

在秋季，应该收敛神气，遵循拘谨性原则，尽量不要将自身的志向及心愿等表露出来。秋季谓之容平，自然万物成熟而平定收敛，人应早睡早起，和鸡的活动时间一样，以保持神志的安宁，减缓秋季肃杀之气的影响。秋季五行属金，与肺脏相应，所以秋季主要保养肺气，可利用深呼吸的方式，把肺部的浊气清除出去，利用呼吸过程中的吐出与纳入两种形式，使得肺气更加清净。在秋季应该遵循季节的变化规律特点，获取更多的能量，达到良好的保养身体的最终目的。秋季如果不注意养收之气，则损伤肺脏，提供给冬藏之气的条件不足，冬天则易发生飧泄。

一、立秋

每年的 8 月 7 日或 8 日为立秋。立秋是秋季的第一个节气，而秋季又是由热转凉、再由凉转寒的过渡性季节。肺与秋同属于五行之金。秋季之肃杀，是对夏气生长太过的削减；肺气之肃降，是对心火上炎太过的制约。肺金之气应秋而旺，肺的制约和收敛功能强盛。人气亦当顺应秋气而渐收。

此时灸疗以调理肺经为主，以平稳收养为原则，不宜过分宣散。可选肺俞、膻中、膏肓、足三里等穴。

二、处暑

每年的 8 月 22 日或 23 日为处暑。此时冷空气南下次数增多，气温下降逐渐明显。自然界的阳气由疏泄趋向收敛，人体内阴阳之气的盛衰也随之转换。但此时外界的暑湿之气还没有完全消退，灸疗时要调理肺经，从脾胃二经入手，避免消化道疾病的发生。

此时灸疗可选肺俞、膻中、膏肓、足三里、大椎等穴。

三、白露

每年的 9 月 7 日或 9 月 8 日为白露。气温开始下降，天气转凉。此节气暑气渐去，秋燥之气渐重。燥乃六淫之邪，为秋季主气，其性干燥，易耗津液，所谓"燥胜则干"，常见口干舌燥、鼻干咽痛、皮肤干枯、干咳少痰、大便干结、烦躁不安等一系列症状，应重视预防。天气越来越凉，易出现手脚冰凉、肢体怕冷、尿频、乏力等肾气不足的症状，所以此时要以艾灸补养肾气。秋季感冒多为"风寒型"，是风寒之邪外袭、肺气失宣所致。用艾灸可以预防和治疗感冒，祛风散寒。天气转凉之后，消化性溃疡、慢性胃炎等特别容易复发。

此时的灸疗宜调理肺经，补养肾气，强壮脾胃，可选肺俞、足三里、大椎、神阙、脾俞等穴。

四、秋分

每年的 9 月 23 日或 24 日为秋分。秋分刚好是秋季 90 日的中分点。

正如春分一样，阳光几乎直射赤道，昼夜时间的长短再次相等。当气候变冷时，正是人体阳气收敛，阴精潜藏于内之时，故应以保养阴精为主。补养肾气，强壮脾胃，预防胃肠病。

此时灸疗时间可较夏季适当延长，增强卫气，提高抗寒能力。可选脾俞、肾俞、关元、足三里等穴。

五、寒露

每年的 10 月 8 日或 9 日为寒露。寒露节气之后，气温更低，空气已结露水，渐有寒意。这是热与冷交替的季节，万物随着寒气增长，逐渐萧落。肺气与金秋之气相应，"金秋之时，燥气当令"，此时燥邪之气易侵犯人体而耗伤肺之阴精，因此，此时艾灸养生以调理肺经为主。

此时灸疗时应注意保养体内之阳气，可选肺俞、大椎、肾俞、足三里、神阙等穴。

六、霜降

每年 10 月 23 日或 24 日为霜降。霜降是秋季的最后一个节气，也意味着冬天的开始。民间有谚语："一年补透透，不如补霜降。"霜降时乃深秋之季，灸疗仍以护阳为主，宜以手太阴肺经与足少阴肾经相配合，以达到金水相生的效果，同时强壮脾胃。

此时灸疗可选肺俞、大椎、脾俞、肾俞、足三里、神阙等穴。

第十七章
冬季养生

冬三月，此谓闭藏。水冰地坼，无扰乎阳，早卧晚起，必待日光，使志若伏若匿，若有私意，若已有得，去寒就温，无泄皮肤，使气亟夺，此冬气之应，养藏之道也。逆之则伤肾，春为痿厥，奉生者少。(《素问·四气调神大论》)

冬季养生应遵循养"藏"之气的相关原则。此时，水寒成冰，万物蛰藏。应该早睡晚起，待太阳出来后起床更好，不要轻易扰动阳气。要注意两点：其一就是身体不可以在外界暴露，其二就是心神不能轻易外露，如相关的神封穴位属于具体的藏神穴位，不可以随意地进行施针。而当神受到邪气侵入，就很容易发生胸口憋闷的现象，在此情况下，可以对胸口正中的部分进行拍击，使膻中穴得到一定的刺激，形成宽心顺气的最终作用。在行为方面，冬季需要规避寒冷问题，应遵循温暖性原则，不可以出现毛孔开放的现象，以此预防阳气的外泄问题。冬季五行属水，与肾脏相应，肾藏精，为封藏之官，冬季要注意清心寡欲，保护肾精。冬季如果不注意养藏之气，则损伤肾脏，提供给春季的生之气条件不足，春天就会发生以手足无力逆冷为表现的痿厥之疾。

一、立冬

每年 11 月 7 日或 8 日为立冬，立冬为冬季的开始，万物活动趋向休止，以冬眠状态养精蓄锐，为春季的生机勃发做准备。随着立冬节气的到来，人体气血运行也随"秋收"之气而衰落，逐渐向"冬藏"过渡。寒冷为冬季的主气，外感寒邪易伤肾。肾阳主导一身之阳气，人体脏腑都需要肾阳的温煦和推动。肾中藏有元阴元阳，元阴属水，元阳属火。肾主纳气，气根于肾而归于肺，故肾气之摄纳有助于肺气之肃降。肾水上济于心，心火下交于肾，心肾相交，水火既济，则阴阳平衡。肾阳属火，脾属土，肾阳的温煦能助脾之健运。

此时灸疗时间应适当延长，达到补益全身阳气的作用，可选膻中、关元、心俞、肺俞、大椎、脾俞、肾俞、足三里、神阙等穴。

二、小雪

每年 11 月 22 日或 23 日为小雪。天气逐渐变冷，此时万物失去生机，天地闭塞而转入严冬。冬天气温骤降，是自然界万物闭藏的季节，人的阳气也要潜藏于内，要靠"肾"的元阳补充，以保证生命活动适应自然界变化。冬季的寒冷又最易伤肾，肾主骨生髓，故冬季易出现骨关节疾病，会出现周身拘急、抽搐、活动不利等中风症状，还能引起各种虚寒性的功能障碍。寒为阴邪，易伤人体阳气，寒主收引凝滞。在此节气里，患心脏病和高血压的人往往会病情加重。

此时灸疗要温肾壮阳，调畅气机，温经散寒，可选膻中、关元、肾俞、悬钟、足三里、神阙等穴。

三、大雪

每年 12 月 7 日或 8 日为大雪。大雪节气后，天气越来越凉，雪往往下得大，范围也广，雪后的大风使气温骤降，咳嗽、感冒的人比平时多。此时艾灸能温补助阳、补肾壮骨、养阴益精，能提高人体的免疫功能，促进新陈代谢，有助于体内阳气的生发，使畏寒的现象得到改善。古代将大雪分为三候："一候鹃鸥不鸣，二候虎始交，三候荔挺出。"这是说此时因天气寒冷，寒号鸟也不再鸣叫了。由于此时是阴气最盛时期，正所谓盛极而衰，阳气已有所萌动，老虎开始有求偶行为。"荔挺"为兰草的一种，也感到阳气的萌动而抽出新芽。

此时灸疗宜温补助阳，补肾壮骨，养阴益精，可选膻中、关元、肾俞、悬钟、足三里、命门、神阙等穴。

四、冬至

每年12月21日或22日为冬至。古人对冬至的说法是：阴极之至，阳气始生，日南至，日短之至，日影长之至，故曰"冬至"。这一日是北半球全年中白天最短、夜晚最长的一日。冬至是冬季最寒冷的一段时间的开始，也是不少危重慢性病、老年病病情容易发生突然变化甚至恶化、死亡的一日。冬至是阴气盛极而衰，阳气开始萌芽的时候，古有"冬至一阳生"之说，这是阴阳交关的时刻，须谨慎度过。灸疗应顺从自然界的阳生之气，宜补阳养肝，注意肝气的调畅，避免在春季生发时节，由于阳气不足易复发旧病。

此时灸疗以温阳补气、疏调肝气、温经散寒为主，可选大椎、心俞、肝俞、关元、肾俞、悬钟、足三里、神阙、命门等穴。

五、小寒

每年1月5日或6日为小寒。小寒的天气是天渐寒，尚未大冷。冬天天气寒冷，最易伤害肾的阳气，容易发生腰膝冷痛、易感风寒、夜尿频多、阳痿遗精等疾病。肾阳气虚又可伤及肾阴，肾阴不足，则不能上济心阴，导致心肾不交。俗话说："三九补一冬，来年无病痛。"

此时灸疗应温补心肾阳气、补肾壮骨、养阴益精、温经散寒，可选大椎、心俞、关元、肾俞、悬钟、足三里、膻中等穴。

六、大寒

1月20日或21日为大寒。大寒是一年当中最寒冷的时段，寒风凛冽，万物凋零，容易让人心气涣散，惊恐不安，精神萎靡不振，心血管疾病高发。民间一直流传着"大寒大寒，防风御寒"之谚，故大寒时节仍应以"温阳敛精，养精蓄锐"为主，冬季的寒冷最易伤肾，多由肾虚衰不能温养脾阳，导致脾阳亦虚。脾主运化，全赖于脾之阳气的作用，但脾阳需依赖于肾阳的温煦才能强盛。肾阳虚不能温脾阳，当以温肾为主，兼顾健脾。

此时灸疗宜补心脾肾阳虚，可选心俞、脾俞、肾俞、足三里、神阙、关元等穴。

参考文献

［1］王禄鸿.四气调神大论之四季养生的理论分析［J］.世界最新医学信息文摘，2019，9（A5）：342，344.

［2］马蕾.试论节气灸方穴［J］.四川中医，2013，31（7）：22-26.

［3］朱鹏举.《素问·四气调神大论》语词考释四则［J］.中国中医基础医学杂志，2018，24（3）：294-295.

［4］史坚鸣."春夏养阳，秋冬养阴"之阐幽发微［J］.国际中医中药杂志，2017，39（7）：640-641.

［5］吕爱平.论中印传统医学的四季养生法［J］.中华中医药学刊，1998，（4）：13-14.

［6］彭仲杰.中医扶阳理论与四季养生［J］.国际中医中药杂志，2013，35（3）：264-266.

［7］李晓泓，解秸萍.论"天人相应"与"节气灸"［J］.北京中医，2003，（2）：18.

［8］苏临荣，刘媛媛.节气灸"治未病"思想探析及临床应用举隅［J］.云南中医中药杂志，2012，33（4）：51-52.